I0036096

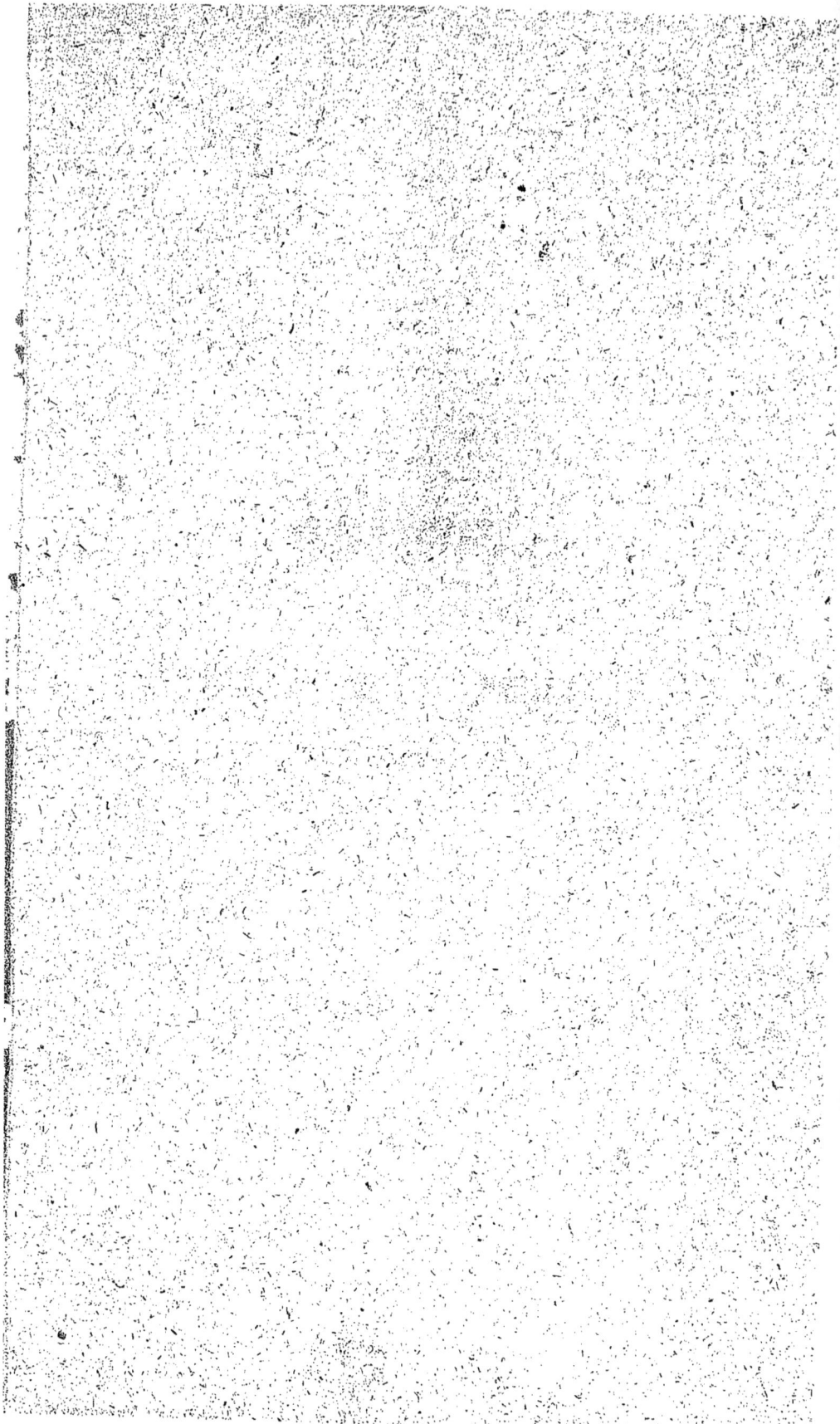

T_d^5 109

MÉMOIRES

DE

MÉDECINE ET DE CHIRURGIE

CLINIQUES.

OUVRAGES DU MÊME AUTEUR.

—

De L'EMPLOI THÉRAPEUTIQUE DU NITRATE D'ARGENT, et spécialement de l'emploi de cette substance dans les maladies des membranes muqueuses.

De L'INFLUENCE DE L'AIR ET DES ALIMENTS sur la production et le traitement des maladies chirurgicales.

De l'anatomie pathologique, du diagnostic différentiel et du traitement des TUMEURS CANCÉREUSES.

De quelques phénomènes remarquables observés à la suite de l'ÉTRANGLEMENT HERNIAIRE.

Mémoire sur l'EMPLOI DU COTON EN CHIRURGIE.

OBSERVATIONS CLINIQUES recueillies à l'Hôtel-Dieu de Nismes.

De L'EMPLOI DU RATANHIA contre la blennorrhagie.

CONSULTATION SUR UN CAS D'HERMAPHRODISME.

DE LA LITHOTRITIE à l'occasion de deux faits remarquables observés dans les salles de clinique chirurgicale.

Mémoire sur l'OEDÈME DE LA GLOTTE ou ANGINE LARYNGÉE OEDÉMATEUSE.

Mémoire sur les PERFORATIONS SPONTANÉES DU TUBE DIGESTIF, pour servir à l'histoire de la fièvre typhoïde.

Mémoire sur une NOUVELLE MÉTHODE OPÉRATOIRE POUR LA CURE DES RÉTRÉCISSEMENTS DU RECTUM. — Avec planches. — Lu à l'Académie de Montpellier, le 8 février 1847.

DU LAIT, DE LA LACTATION et des maladies qui s'y rapportent.

DISCOURS SUR LE BUT ET LES PRINCIPES DE L'ENSEIGNEMENT CLINIQUE, prononcé à l'ouverture du cours de clinique chirurgicale fait à la Faculté de médecine de Montpellier, en remplacement du Professeur SERRE.

Montpellier. — Imp. L. CRISTIN et Cie, rue du Palais, 36.

MÉMOIRES

DE

MÉDECINE ET DE CHIRURGIE

CLINIQUES ;

PAR

J. BENOÎT,

PROFESSEUR-AGRÉGÉ ; MEMBRE DE L'ACADÉMIE DES SCIENCES ET LETTRES
DE MONTPELLIER ; DES SOCIÉTÉS DE MÉDECINE DE BORDEAUX ,
TOULOUSE, NANTES, TOURS, BLOIS, GAND, BRUGES ;
ANCIEN CHIRURGIEN CHEF INTERNE DES HÔPITAUX , ETC.

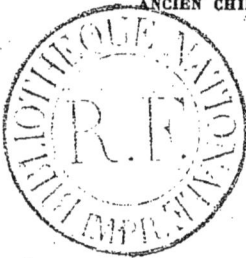

———

TOME PREMIER.

PREMIÈRE PARTIE.

PARIS,

J.-B. BAILLIÈRE, Libraire, Rue de l'Ecole de Médecine, 13 bis.

MONTPELLIER,

CASTEL, Libraire, rue du Palais, 7.

———

AVRIL 1850.

R. F. BIBLIOTHÈQUE NATIONALE IMPÉRIALE

PRÉFACE.

—

Parmi les hommes dont les efforts combinés assurent les progrès de la science médicale, il en est qui paient leur tribut en publiant les fruits de leur observation dans les différentes parties que la pratique de l'art a soumises à leur étude. Ces auteurs n'ont point sur chacune des choses dont ils nous entretiennent, un assez grand nombre d'acquisitions personnelles pour être autorisés à fondre dans leur œuvre ce qui est déjà connu et qui appartient aux autres. Ils ne se croient pas en droit de mettre au jour des traités plus ou moins complets ; mais ils ont élucidé des sujets spéciaux, ils ont trouvé quelques preuves plus concluantes en faveur d'un principe contesté, quelque argument nouveau contre des erreurs ou des préventions dangereuses ; ils ont suivi quelquefois une route plus sûre et plus facile pour arriver aux applications de la théorie, et ils déposent modestement, dans les annales de la médecine, leurs aperçus spéculatifs et les données réfléchies de leur expérience.

Notre ambition, en publiant ces Mémoires, est de marcher sur la trace de ces hommes utiles. L'art, cette justification de la science, et l'enseignement clinique qui ont toujours été l'objet de nos prédilections, et qu'il nous a été permis de voir long-temps exercés par de savants maîtres et d'exercer nous-même, sont très propres à favoriser la tendance de l'esprit vers cette sage critique, qui, en présence d'un malade, inspire le doute sur les connaissances acquises et incite aux vérifications et aux recherches.

Les éléments de notre publication sont le fruit de cette tendance à laquelle nous avons obéi par goût et par devoir. Ils n'ont entre eux d'autre lien que l'utilité que nous avons cru leur reconnaître.

Peut-être aussi ne trouvera-t-on pas entièrement dépourvus du caractère d'une investigation individuelle, les faits que nous exposons, les raisonnements qui les éclairent et les déductions qui les fécondent.

Les Mémoires que nous ferons paraître successivement, ont pour sujets différentes parties de la médecine et de la chirurgie cliniques. Le point de départ et la base principale de ces travaux sont dans nos propres observations. La plupart ont été déjà ou communiqués à l'Académie de Montpellier, ou développés dans les leçons que nous avons faites à la Faculté de Médecine. Quelle que soit la place qu'ils doivent occuper un jour dans un système scientifique unitaire, nous les livrons au jugement du public, en nous conformant volontiers à ce sage précepte que l'Orateur Romain transmettait à son fils, comme une règle à laquelle il devait soumettre en toute circonstance ses actes et ses pensées :

Nec verò alienum est, ad ea eligenda, quæ dubitationem afferunt, adhibere doctos homines, vel etiam usu peritos, et quid his de quoque officii genere placeat, exquirere... Ut enim pictores, et ii, qui signa fabricantur , et verò etiam poetæ, suum quisque opus à vulgo considerari vult , ut, si quid reprehensum sit à pluribus , id corrigatur ; hique et secum , et cum aliis quid in eo peccatum sit , exquirunt ; sic aliorum judicio permulta nobis et facienda , et non facienda , et mutanda , et corrigenda sunt (1).

(1) CICERO, *De officiis, liber primus, caput* XLI.

PREMIER MÉMOIRE.

DES EFFETS DE L'ACTION MUSCULAIRE

DANS LES LÉSIONS TRAUMATIQUES

DU SYSTÈME OSSEUX.

PREUVES DE L'UTILITÉ DE CETTE ACTION DANS QUELQUES LÉSIONS PARTICULIÈRES.

Tous les auteurs de Chirurgie qui ont abordé l'étude des diverses lésions traumatiques dont le système osseux peut devenir le siége, ont décrit les symptômes et ont apprécié les conséquences du traitement sous la préoccupation constante des ré-

1

sultats fâcheux, des complications que l'on doit attribuer à l'action musculaire.

L'action musculaire, en effet, se produit inévitablement dans la plupart de ces lésions et y introduit des modifications variables, qui en changent le caractère et la gravité, en même temps qu'elles sont des sujets d'indications particulières. — Rarement dans ces circonstances les mouvements des muscles sont complétement annihilés, et, à l'exception des cas où ces organes ont subi une atteinte profonde dans leur vitalité ou leur organisation, il n'en est pas où l'on ne doive en tenir compte à quelque degré. Quelquefois, il est vrai, la force de contraction musculaire semble impuissante pour aggraver l'état des parties en dénaturant davantage leurs rapports, et cela s'observe lorsqu'elle est entièrement contrebalancée, soit par la position, soit par la forme de la lésion; mais elle n'en existe pas moins avec ses fâcheuses tendances, que la marche naturelle des phénomènes ou quelque événement imprévu vient révéler d'un moment à l'autre.

Par exemple, une fracture s'opère au niveau de la portion la plus volumineuse d'un os entouré par des masses musculaires; cette fracture est perpendiculaire à l'axe de l'os ou en ravé, ou bien les bouts fracturés présentent des aspérités qui s'engrènent exactement; il arrive souvent dans de semblables conditions, qu'aucune difformité n'apparaît immédiatement, qu'aucun déplacement n'a lieu, que le blessé peut même encore user de son membre et exécuter des mouvements en apparence incompatibles avec une lésion aussi grave qu'une fracture (1).

---

(1) Nous possédons plusieurs observations où ces phénomènes exceptionnels ont été soigneusement notés par nous, mais nous préférons citer ici le fait communiqué à la société de Chirurgie de Paris, le 6 février dernier, par M. le docteur HUGUIER, chirurgien des hôpitaux. Nous n'en connaissons pas de plus concluant. « Une femme de 64 ans fait une chute dans un escalier; tout le poids du corps porte sur la hanche qui est violemment contusionnée. La malade est apportée dans le service de M. HUGUIER. Il y a de la sensibilité dans la région de la hanche; le pied est légèrement porté dans l'adduction. En faisant exécuter au membre des mouvements de rotation, on détermine une douleur médiocre. Le doigt appliqué sur le trochanter, reconnaît que cette éminence suit les mouvements imprimés au membre, en décrivant un arc de cercle dont le rayon est représenté par le col du fémur. Enfin, la malade, couchée sur le dos, *peut soulever son membre, le talon abandonnant complétement le plan sur lequel il repose.* On diagnostique une simple contusion et l'on se contente de prescrire le repos et des applications résolutives sur la hanche.

Dans la journée, la malade n'éprouvant aucune douleur veut se lever, et tandis qu'elle commençait à s'habiller, elle est frappée d'une apoplexie foudroyante.

A l'autopsie, on ne se préoccupait que des altérations du cerveau, et ce ne fut que par hasard qu'on fut conduit à examiner l'articulation coxo-fémorale. Or, cet examen fit découvrir à part les lésions propres à la contusion des parties molles : 1° *une fracture complète du col du fémur extrà-capsulaire en arrière, mais intrà-capsulaire en avant, quoique*

Mais un mouvement exagéré, une secousse, le choc
d'un obstacle inattendu viennent-ils à retentir sur
le membre malade, ou bien les aspérités osseuses
ont-elles subi le ramollissement, qui se lie au premier travail inflammatoire, dès-lors l'équilibre est
rompu ; les muscles se raccourcissent en dépit de
la volonté, et le déplacement qui s'opère, en accroissant les douleurs, aiguillonne l'action musculaire
qui tend à le rendre de plus en plus marqué. Dans
ce cercle de causes et d'effets se trouve la raison
de la difficulté des réductions et des difformités du
cal définitif.

Des phénomènes analogues s'accomplissent dans
la plupart des luxations. Après la force traumatique
qui a donné une impulsion vicieuse aux surfaces
articulaires contiguës et les a disjointes, vient la

---

toujours *extrà-articulaire ; 2° une fracture complète avec sépa-
ration du sommet du grand trochanter ; 3° une fracture complète de la base de cette apophyse ; 4° une autre fracture
dépendante d'un arrachement produit par la résistance du
tendon de l'obturateur interne ; 5° enfin, le trochanter lui-même
était fracturé.*

Ainsi malgré la gravité et la multiplicité des lésions, *il n'a
existé pendant la vie aucun symptôme* pouvant faire admettre
la possibilité d'une fracture. Remarquons qu'il n'y avait en
aucun point pénétration des fragments l'un dans l'autre. —
Ce sont là des faits qui déconcertent toutes les règles du
diagnostic, et dont on serait tenté de nier l'existence, si
fréquemment l'observation clinique ne nous en offrait des
exemples.

force musculaire qui ajoute ses effets aux effets du choc, achève le déplacement, l'augmente, l'exagère quelquefois à un degré très considérable. Cette action peut être si énergique, qu'il ne semble plus possible de remonter à la cause traumatique et de comprendre le mécanisme de la luxation, tant les rapports sont bouleversés, tant les formes normales sont effacées dans le membre malade. Citons pour exemple la luxation, du reste assez rare, du coude en dehors, opérée complétement, de manière que le rapport des os de l'avant-bras avec ceux du bras consiste dans le simple contact de deux bords osseux presque tranchants, (le bord interne de l'olécrane et le bord externe de l'extrémité inférieure de l'humérus). Les parties osseuses qui deviennent ainsi accidentellement contiguës, n'ont point une assez large surface pour que ces rapports persistent long-temps ; aussi, l'action musculaire transforme rapidement l'aspect du membre, et l'on voit alors, suivant les observations récentes de MM. NÉLATON, ROBERT, etc., l'avant-bras éprouvant un mouvement de rotation, placer les extrémités supérieures du radius et du cubitus de telle sorte, que la première devenant supérieure, d'externe qu'elle était, se fixe au-devant de l'humérus et établit ainsi entre ces deux os des points de contact assez nombreux pour constituer un rapport solide et définitif.

Dans les luxations de l'épaule, le résultat de

l'action musculaire apparaît presque immédiatement avec la plus parfaite évidence. Dès que la cause traumatique a conduit l'axe de l'humérus en dehors du plan de la cavité glénoïde, ou a forcé cet axe à subir une inclinaison exagérée sur le plan de cette cavité, les conditions se trouvent éminemment favorables aux déplacements, et l'action musculaire vient ajouter son énergie à l'impulsion première et au poids du corps pour les déterminer. — Cette coopération des masses musculaires est, dans cette circonstance, une des causes du vague, de l'incertitude et de l'ambiguité qui ont régné pendant si longtemps dans les descriptions des auteurs, parce qu'elle change les caractères des luxations primitives. Ainsi, lorsque la tête de l'humérus s'échappe vers la partie inférieure de la circonférence glénoïdale, l'action des muscles qui recouvrent l'articulation et notamment de ceux qui sont tendus par le déplacement, portent l'humérus en dedans et le retiennent sur ce dernier point. De même, la luxation en avant et en bas, par exemple, est bientôt remplacée par la luxation en avant et en haut. On sait que Boyer n'admet point de luxation sous-claviculaire directe, et que lorsque la tête humérale se trouve placée au côté interne de l'apophyse coracoïde et au-dessous de la clavicule, il ne voit dans cette disposition que l'effet d'un déplacement consécutif et succédant soit à une luxation en dedans, soit même à la luxation en bas et en avant.

On doit faire les mêmes observations au sujet d'un grand nombre d'autres luxations, et apprécier au même point de vue l'action de la plupart des muscles qui environnent les articulations. On doit ajouter que non-seulement l'action musculaire contribue d'une manière active à modifier les rapports des parties déplacées, mais encore qu'elle contrarie les manœuvres de réduction, et peut neutraliser les efforts qui combattent directement ses effets. Cela est démontré par l'action des muscles sous-scapulaire, sus-épineux et sous-épineux qui tendent à rendre permanents certains déplacements de l'humérus ; par la résistance des fessiers dans les luxations de la cuisse en haut et en dehors, etc. (1).

(1) La résistance que les muscles opposent à la réduction est quelquefois inouïe et incalculable. Voici le résumé sommaire d'un fait qui est resté dans notre mémoire comme une grande et instructive leçon, et dont tous les détails ont été déjà publiés par notre collègue M. BOURELY. — Le nommé J. R., 43 ans, cultivateur, fait une chute sur un escalier et se luxe l'épaule gauche, le 7 août 1840. Au troisième jour, première tentative de réduction par la simple extension verticale, mais sans succès. Saignée de 620 grammes et 40 sangsues sur l'articulation. Trois centigrammes d'acétate de morphine en potion. — Le soir, nouvelles tentatives inutiles. — Le lendemain, saignée jusqu'à la syncope. Emploi de l'extension et de la contre-extension avec des lacs et par le moyen d'un grand nombre d'aides: le tout inutilement, malgré des efforts inouïs renouvelés à quatre reprises pour vaincre la tension musculaire qui est énorme. — Nouvelle saignée, nouvelle applica-

On trouve la preuve péremptoire de l'influence prédominante des muscles sur les déplacements des os luxés ou fracturés, dans la facilité et la promptitude avec lesquelles on opère certaines réductions en s'aidant des moyens anesthésiques. — La suppression de la douleur et l'anéantissement de la résistance musculaire, sont un double résultat qui, depuis les essais de M. Parckmann, ont rendu à la thérapeutique chirurgicale toute sa puissance, même dans les cas les plus rebelles. MM. H. Larrey, Velpeau, Bouisson, Malgaigne, Bouchacourt et un grand nombres d'autres praticiens, ont apporté un riche contingent de faits à l'appui de cette assertion (1). Déjà Boyer nous avait appris tout le profit que l'on pouvait retirer de l'ivresse dans des cas

---

tion de 40 sangsues. 40 centigrammes de tartre stibié en quatre fois ; le soir, 7 centigrammes d'acétate de morphine. Enfin, le cinquième jour, nouveaux efforts qui obtiennent la réduction. — Bientôt se manifeste un état général des plus fâcheux, le délire et quelques convulsions. On administre l'acétate de morphine à haute dose, mais la mort arrive au troisième jour de la réduction. — A l'autopsie, nous constatons : un épanchement de matière sanguine et purulente dans l'articulation et dans les environs ; l'absence de toute déchirure dans les muscles, les vaisseaux et les nerfs ; enfin, un *détachement complet de la grosse tubérosité de l'humérus qui avait été arrachée et entraînée par les muscles sus-épineux, sous-épineux et petit rond qui s'y insèrent.*

(1) F. Bouisson, *Traité théorique et pratique de la méthode anesthésique*, pag. 457 et suivantes.

semblables. « Nous avons une fois, dit-il, réduit une luxation de l'humérus avec une facilité inattendue, sur un postillon ivre ; la contraction des muscles était si peu considérable, que nous pûmes, sans autre secours que celui de nos mains, replacer l'os, pendant que les élèves s'occupaient des préparatifs de réduction (1). »

Du reste, l'effet de l'action musculaire est démontrée suffisamment par ce que nous observons sur les sujets atteints en même temps de paraplégie et de fracture des extrémités inférieures. Ici le déplacement, suivant la longueur, est nul ou presque insensible. En 1840, pendant notre internat à l'hôpital St-Eloi, on apporta dans les salles du professeur SERRE, un ouvrier terrassier qui avait été frappé de cette double lésion, et quoique la fracture eût lieu au centre même de la diaphyse du fémur et fût manifestement oblique, nous ne trouvâmes aucun raccourcissement du membre.

L'observation suivante, recueillie à la clinique de DESAULT, est encore plus concluante. Un charpentier, ayant fait une chute d'un endroit élevé, se brisa l'os de la cuisse ; le lendemain de l'accident, le membre fracturé était aussi long que celui de l'autre côté. On remarqua qu'il y avait une paralysie complète

---

(1) BOYER, *Traité des malad. chirurg.*, t. 4, pag. 70, 4° édition.

des extrémités inférieures et de la vessie. L'application de moxas ayant dissipé la paralysie, les muscles reprirent leur action et le raccourcissement se manifesta.

Enfin, non seulement l'action musculaire vient en aide aux violences extérieures et au poids des parties pour aggraver certaines lésions traumatiques, les dénaturer et les rendre plus rebelles, mais encore elle peut, dans certaines conditions, les effectuer par sa propre et seule puissance. — Pour les fractures, on connaît les faits d'arrachement de la tubérosité du calcanéum par la contraction de la masse gastrocnémienne ; de l'olécrane, par celle du triceps brachial. On ne conteste plus les fractures de la rotule par la contraction musculaire. Enfin, il ne serait plus possible aujourd'hui d'invoquer la nécessité d'une altération préalable du système osseux, pour admettre les fractures survenant par la contraction musculaire, morbide ou physiologique, dans différents points du squelette, dans l'humérus, le tibia, le col du fémur, le fémur, les côtes, etc. Ce fait est mis désormais hors de doute par les observations de DESPORTES, CHAMSERU, Samuel COOPER, ROSTAN, BAFFOS, BOTENTUIT, CURET, GRAVES (de Dublin), HAMILTON-LABATT, VAN NIEREP, etc. Nous avons recueilli

nous-mêmes, à ce sujet, des observations concluantes (1).

En ce qui concerne les luxations, il suffirait de
citer la luxation du maxillaire inférieur, que la
contraction des muscles amène si souvent dans le

---

(1) Le fait suivant mérite particulièrement d'être signalé.
Le 15 mai 1838, est entré à l'hôpital St-Eloi de Montpellier
(salle St-Côme, N° 26, service du professeur LALLEMAND),
le nommé VILHEMS, Charles, âgé de 23 ans, de Thionville
(Moselle), sergent au premier régiment du génie. Ce sous-
officier, bien constitué et vigoureux, quoiqu'il ne présente pas
des formes athlétiques, luttait avec un de ses camarades de la
manière suivante : ayant tous les deux le coude de leur bras
droit appuyé sur une table et l'avant-bras fléchi sur le bras,
ils se tenaient mutuellement la main et chacun d'eux cherchait
à renverser sur le côté celle de son adversaire. Au milieu
d'un effort violent où les deux lutteurs, dans une immobilité
absolue, conservaient un égal avantage, VILHEMS entend cra-
quer son bras et est vaincu. Ce sous-officier, qui est fort intel-
ligent et rend un compte très détaillé de son accident,
affirme qu'il ne fut occasionné par aucune secousse brusque
ou imprévue. Son vainqueur et les camarades présents au
moment de la lutte rendent le même témoignage.

La fracture existe un peu au-dessous de la partie moyenne
de l'humérus. Le gonflement inflammatoire est combattu par
une saignée et des applications émollientes. Ensuite, on entoure le membre d'un bandage amidonné, et VILHEMS quitte
l'hôpital, parfaitement guéri, le 24 juillet 1838.

Dans ses leçons sur la physiologie du système musculaire,
M. le professeur LORDAT a raconté un fait à peu près semblable, observé sur un ecclésiastique par le docteur SOUSA.
On sait que BARTHEZ a rapporté ces événements à la force de
situation fixe volontaire.

bâillement et quelquefois pendant le vomissement, ainsi que les luxations dites consécutives ou spontanées, parce que la contraction musculaire vient ajouter cette fâcheuse complication à une lésion préexistante. La même cause efficiente suffit pour produire des déplacements dans quelques articulations planiformes, telles que les articulations de la première vertèbre du cou avec l'axis (Ch. BELL, OLLIVIER).

Le tableau sommaire que je viens de tracer des accidents qui se rapportent aux lésions traumatiques et qui dépendent directement de la contraction des muscles, prouvera suffisamment que je n'ai obéi à aucune prévention, lorsque, au milieu de toutes ces conséquences de l'action musculaire, j'en ai signalé quelques-unes comme étant éminemment favorables. — Après avoir étudié attentivement les faits exceptionnels qui justifiaient ce changement dans mes appréciations, je les ai soumis à l'examen et à l'attention de nos élèves, et j'ai acquis la conviction qu'il existait, à ce sujet, dans les notions chirurgicales, une lacune qu'une observation plus rigoureuse pouvait facilement combler. La conséquence légitime que j'ai cru pouvoir déduire de mes observations, est celle qui sert de titre à ce chapitre. Elle établit qu'il existe des lésions traumatiques du système osseux, dans lesquelles l'action musculaire non seulement n'est pas nuisible, mais encore est éminemment utile et désirable , et que le défaut de cette action constitue une complication réelle.

Mais d'abord, il importe de fixer le sens que nous attachons aux mots d'action musculaire. Dans l'étude physiologique du système actif de la locomotion, on doit reconnaître plusieurs phénomènes ou plusieurs fonctions variées. Parmi ces phénomènes , les uns sont de véritables contractions volontaires ou involontaires, mais toujours placées sous l'influence d'une excitation générale psychique ou vitale, morbide ou naturelle, et qui rentrent dans ce qu'on a justement appelé les *phénomènes publics* des muscles. Dans ces cas, il y a relation entre le système entier et la fonction du muscle. Les autres constituent des *phénomènes privés* ou des actes qui appartiennent à la vie individuelle de l'organe ; qui trouvent en lui leur raison suffisante ; que l'on peut considérer isolément, parce qu'ils ne paraissent remplir aucun but utile par rapport à l'ensemble du système et parce qu'ils peuvent s'exercer indépendamment de l'influence de ce dernier. Le *ton* musculaire est celui de ces phénomènes privés que j'ai particulièrement en vue. M. le professeur LORDAT (1), à qui nous devons une analyse aussi savante que rigoureuse des faits dont

---

(1) LORDAT, *Leçons sur les fonctions des muscles*, 4e et 5e leçons , 1834.

je m'occupe, a défini le *ton* des muscles, une tendance continuelle des fibres à se raccourcir insensiblement et même à se rapprocher les unes des
autres, de sorte que, quand il n'y a pas d'obstacle,
le muscle tend constamment à se resserrer dans
tous les sens. — Il cite, avec raison, comme la
preuve la plus vulgaire de ce phénomène, la prompte
distorsion de la bouche au moment d'une attaque
d'apoplexie.

Cela posé, si nous examinons d'un bout à l'autre
le rôle que joue le système musculaire dans une
fracture par exemple, il pourra nous être permis
de noter la série de phénomènes suivants :

1° La dilacération des chairs, la déchirure des
filets nerveux qui, même dans les fractures les plus
simples, existent à un certain degré, sont des causes
excitantes locales qui non seulement exaltent le ton
musculaire, mais encore peuvent retentir sur le système entier et amener dans ce dernier une modification dynamique, vitale, se manifestant par des
mouvements involontaires dans différentes parties
du corps. Ces mêmes résultats, mais spécialement
l'augmentation du ton musculaire, s'observent dans
les luxations par suite de la violence que les muscles
ont reçus de la part des causes traumatiques ou
de la distension qu'ils éprouvent au voisinage de
l'articulation disloquée.

2° Lorsque par l'évolution naturelle des phénomènes morbides et par l'influence d'un traitement rationnel, les symptômes ont perdu leur acuité ; lorsque les premiers effets d'une impression irritante ont diminué ou se sont effacés ; lorsque, enfin, la nature entre dans la voie d'une restauration salutaire ; alors il ne reste plus à noter dans les fonctions des muscles que les phénomènes de la contraction volontaire et du ton. Ceux qui se rapportent à la volonté, ne s'exécutant pas en raison de l'état actuel d'impuissance du membre et de la douleur qui les accompagnerait ; ce n'est réellement que le ton naturel qu'il faut envisager, c'est-à-dire cette tendance au raccourcissement qui est tellement inséparable du muscle, que certains, avec HALLER, ont commis l'erreur de ne voir en elle qu'une espèce d'élasticité ou de propriété de tissu.

La première série de phénomènes, c'est-à-dire l'hypertonie momentanée et les contractions involontaires qui se manifestent bientôt après l'accident, sont toujours nuisibles et doivent être combattues. Il n'en est pas de même des phénomènes qui se rapportent au ton musculaire, et c'est ici le nœud de la question pathologique que je cherche à éclaircir. Exposons d'abord les faits qui portèrent notre attention sur ce sujet et qui serviront à établir nos conclusions.

Le 28 février 1845, lorsque je fus chargé du

service chirurgical de l'hôpital Saint-Eloi, en remplacement du professeur LALLEMAND, je trouvai au N° 6 de la salle des civils, un homme de 42 ans, cultivateur, entré à l'hôpital depuis vingt-trois jours et se trouvant au trente-septième jour d'une fracture de l'humérus gauche. Il portait un bandage gypso-amidonné qui lui avait été appliqué par le professeur SERRE. Il n'accusait aucune douleur dans le membre condamné à l'immobilité, aucun dérangement dans les fonctions principales ; il était considéré comme guéri, et M. SERRE était dans l'intention de le renvoyer incessamment. J'invitai immédiatement le docteur JALAGUIER, alors interne de la salle, à enlever l'appareil afin que nous pussions examiner le membre à la visite suivante. — Au grand étonnement de tous, la fracture fut encore constatée telle à peu près qu'elle s'était offerte au moment de l'entrée du malade à l'hôpital. Voici, du reste, ce que l'on observait.

L'empâtement dont le membre avait été atteint après l'accident s'était dissipé, mais il existait au niveau du siége de la fracture, c'est-à-dire un peu au-dessous de la partie moyenne du bras, deux noyaux distincts d'engorgement d'une assez grande consistance et sensibles à la pression. Ces deux points tuméfiés correspondaient aux deux bouts de la fracture ; ils étaient par conséquent placés l'un au-dessus de l'autre, ils occupaient exactement le centre du membre, se confondaient avec l'humérus et participaient aux mouvements que l'on imprimait à ce dernier. Quel que fût le point de la circonférence du bras sur lequel on pratiquât le toucher, on saisissait aisément cette double tuméfaction, et l'on pouvait reconnaître qu'elle était formée en même temps par le gonflement des deux extrémités fracturées, et par celui de la couche la plus voisine des parties molles qui participait à l'engorgement inflammatoire et faisait corps avec l'axe osseux.

La tumeur inférieure avait un peu plus de volume que la précédente et en était séparée manifestement par un intervalle de deux à trois centimètres, formant comme une espèce de gouttière dans laquelle on pouvait enfoncer le doigt. Celui-ci déprimant les tissus, allait en quelque sorte se loger entre les deux bouts fracturés, lorsqu'on exécutait cette manœuvre sur le côté externe et dans les points où l'os est le moins recouvert par les muscles. Un détail important à constater est celui-ci. Sous l'influence de la douleur que réveillait la pression exercée sur les parties atteintes, il y avait à l'instant une contraction des muscles brachiaux, et, comme conséquence nécessaire, un rapprochement des bouts osseux jusqu'au contact le plus parfait. Ce contact effaçait tout intervalle entre les deux tumeurs signalées plus haut et se maintenait jusqu'à la cessation de l'impression douloureuse. Ensuite, on voyait

peu à peu revenir le premier état, c'est-à-dire la disjonction, les muscles se relâchant et le membre s'al-
longeant comme par l'effet d'une traction graduelle.

Nous ne trouvâmes plus rien de particulier à
noter dans l'aspect et la conformation des parties.
Le volume du membre affecté n'offrait aucune différence notable avec celui du membre sain. La peau
présentait sa couleur normale, l'épiderme un peu
rugueux et inégal, comme il le devient presque toujours au contact des bandages à fracture, se détachait
par petites lamelles en certains endroits. Nulle part
on n'apercevait de taches ou d'ecchymoses.

Où fallait-il chercher la cause de cette non-consolidation? L'état général du sujet était très satisfaisant. Le traitement employé avait été rationnel et
méthodique. Les fragments avaient été maintenus
dans l'immobilité par un bandage inflexible, peu
susceptible de relâchement et parfaitement exécuté.
Mais si l'on procédait à un examen minutieux du
sujet, on constatait que ses chairs présentaient un
degré marqué de mollesse et de flaccidité; on
s'apercevait, en outre, que, lorsqu'il était seul et
livré à lui-même, il offrait presque toujours ses
lèvres pendantes et la mâchoire inférieure abaissée.
L'interne du service nous dit encore avoir observé
que, pendant le sommeil, notre malade laissait voir
une portion du globe oculaire, les paupières n'étant
pas entièrement closes, et faisait parfois entendre des

ronflements. Nous apprîmes enfin qu'il était dans
l'impossibilité de tenir ses muscles, au-delà de quelques instants, dans un état de forte contraction.
Il ne pouvait, par exemple, parcourir d'un seul jet
et sans reposer son bras, l'espace de quarante pas,
en tenant à la main droite un poids de huit kilogrammes environ. Obligé par son état de porter ainsi
fréquemment divers fardeaux, il avait la ressource,
avant son accident, de faire un usage alternatif de
ses deux mains.

Après avoir recueilli minutieusement tous les
détails que je viens de retracer, je cherchai à déterminer leur valeur et à découvrir en définitive
quelle était la condition nécessaire à la consolidation
des fractures qui avait manqué chez notre sujet.
— Je ne pouvais accuser le manque d'une immobilité suffisante, car on avait pleinement satisfait à
cette indication. Je n'avais non plus aucun motif
de refuser aux fragments osseux le degré de vitalité
nécessaire, car il y avait eu de l'engorgement
inflammatoire, comme on en constate dans la plupart des fractures, et cette inflammation n'était
même pas encore entièrement dissipée. Rien ne nous
autorisait à invoquer un vice ou un défaut particulier
de la nutrition, car la digestion était normale, la
physionomie bonne, le teint même coloré. Il n'existait aucun symptôme de cet état particulier, décrit
par M. J. CLOQUET, comme une grave complication

des fractures, et que l'on a pu considérer, avec
quelque raison, comme une espèce de scorbut local.
Rarement observé dans les fractures des extrémités supérieures, cet état de langueur et de débilité, ce trouble de la nutrition limité au membre
malade, offrent d'ailleurs des apparences si carac-
téristiques, lorsqu'ils peuvent influer sur le développement du cal, que le diagnostic ne peut être
incertain.

Mais à côté des conditions déjà relatées comme
nécessaires à la cicatrisation des os, il faut en placer
une autre non moins indispensable : je veux parler
du contact des fragments. Là où cette condition
manque, comme on le voit dans la plupart des
fractures de la rotule, de l'olécrane, des condyles de
l'humérus et de l'apophyse coronoïde du cubitus,
la consolidation osseuse est enrayée et peut être
remplacée par un cal fibreux. Il existe sans doute
des exceptions à cette règle, et LAMOTTE n'est point
le seul qui ait vu des fragments séparés par un espace
considérable, se réunir par un cal intermédiaire;
mais ce ne sont que des exceptions, l'éloignement
des fragments étant toujours très favorable à l'établissement d'une fausse articulation. Que l'on considère ce qui se passe généralement dans les fractures
avec perte de substance d'un seul os sur un membre
qui en a deux. L'os sain empêchant l'affrontement
parfait des fragments, peut s'opposer à leur union

osseuse. C'est ce que nous avons nous-même observé sur un militaire, dont le tibia avait été fracturé
comminutivement par le projectile d'une arme à
feu. Chez un enfant, dit Astley Cooper (1), qui
avait une fracture du tibia dans laquelle un des
fragments, saillant au-dehors, avait été réséqué, et
où les bouts, à cause du péroné resté sain, ne
purent arriver au contact, la réunion n'eut jamais
lieu. — Smith (de Bristol), Benjamin Bell et plusieurs autres médecins, ont rapporté des faits semblables.

En outre, non seulement on doit regarder comme
utile et nécessaire le contact des bouts de l'os fracturé, mais encore je n'hésite pas à affirmer que la
consolidation est plus prompte et plus facile, lorsque
les fragments exercent l'un sur l'autre une certaine
pression. Cette vérité, ordinairement méconnue,
a pourtant été nettement formulée par des observateurs d'un haut mérite, et A. Cooper avait porté
sa prévention en sa faveur, jusqu'à considérer une
pression suffisante comme indispensable, et à placer
dans l'absence de cette condition un des motifs de
la non-consolidation des fractures intrà-capsulaires
du col du fémur. Si deux fragments osseux, dit ce
chirurgien, chevauchent l'un sur l'autre, du côté
où ils se pressent, une matière calcaire abondante

---

(1) A. Cooper, Œuvres chirurg., trad. franç., pag. 138.

est déposée, tandis que du côté où il n'y a aucune pression, on trouve à peine quelque changement dans le tissu osseux. De même si les fragments sont écartés latéralement par l'action des muscles, il ne se fait d'union que lorsque le chirurgien, au moyen d'un bandage étroitement appliqué autour du membre, force les os à se presser mutuellement.

Maintenant, si l'on a le souvenir de tous les phénomènes que notre malade a présenté à notre observation, on trouvera évidemment la raison du défaut de cal dans les rapports des deux fragments. Ces derniers étaient placés à distance l'un de l'autre et le bénéfice exceptionnel de jetées osseuses intermédiaires ayant manqué, la consolidation n'a pu se faire. La terminaison du travail de réparation, qu'aurait accompli la nature livrée à ses propres forces, ne pouvait donc être qu'une fausse articulation.

Quant à la cause vers laquelle il faut remonter pour expliquer cet isolement des fragments et ses fâcheuses conséquences, je n'hésite pas à la placer dans le défaut d'une action musculaire suffisante. La manière dont se révélaient les forces agissantes, le relâchement des paupières et celui du voile du palais pendant le sommeil conduisaient naturellement à cette idée. Il existait donc chez notre malade un faible degré de ton, d'énergie, parfaitement compatible avec l'état de santé, mais qui n'en constituait

pas moins une infirmité relative, une condition
défavorable à la guérison de sa blessure. Le malade
n'était pas astreint à garder le lit, et il suffisait du
poids du membre pour contrebalancer et même pour
vaincre la résistance que pouvait opposer à son élon-
gation le ton naturel de ses muscles brachiaux.

Une circonstance qui favorisait cette combinaison d'influences défavorables et en activait le
résultat, était le poids même du bandage appliqué.
Ce poids assez considérable est un des inconvénients
du bandage gypso-amidonné, que nous avions alors
néanmoins accepté comme un progrès dans la
confection des appareils, et auquel nous préférons
aujourd'hui, avec M. VELPEAU et beaucoup de nos
confrères, le bandage dextriné qui, au précieux
avantage d'une grande légèreté, joint entre autres
ceux d'une dessiccation plus rapide et d'une solidité
parfaite.

Dans la fracture de l'humérus, l'avant-bras étant
soutenu par une écharpe, c'est sur cette dernière
partie du membre et au-devant du pli du coude que
pèse l'appareil. L'effet de cette pression continue est
d'autant plus appréciable, que le bandage est plus
relâché par suite de la diminution de volume subie
par la portion brachiale qu'il entoure. Dès que la
compression cesse d'être exacte autour du bras,
l'appareil n'est retenu que par les obstacles qu'il
rencontre à sa partie inférieure. On comprend

aisément les conséquences de cette action mécanique qui s'ajoute au poids du membre pour déterminer l'abaissement de ce dernier, et par suite l'écartement des fragments. A défaut d'une action suffisante du système musculaire pour empêcher cet accident, il resterait sans doute les membranes et les tissus fibreux qui enveloppent le squelette ou servent d'insertion aux muscles, et qui pourraient aider le maintien de la coaptation ; mais outre que ces liens naturels sont ordinairement rompus et déchirés au moment même de la fracture, ils ne peuvent ici entrer en ligne de compte, à cause de l'inflammation qui s'en empare et qui en détruit la résistance et la cohésion.

L'interprétation que nous donnons des divers phénomènes observés chez notre sujet, ne peut être ébranlée par les réflexions que suggère la persistance d'un certain degré d'engorgement et de douleur au niveau de la fracture. Il faut voir dans ce reste de l'inflammation primitive, non une cause de la non-consolidation, mais plutôt une conséquence de la disposition vicieuse des parties très imparfaitement accommodées à l'œuvre de réparation que la nature tendait à réaliser. Dans cet obstacle même à la consolidation, était pour ainsi dire une source d'efforts inutiles, un motif d'irritation, et, en définitive, une nécessité de créer, par un travail inusité, une cicatrisation non naturelle, plus complexe, une fausse articulation.

On ne saurait être surpris de ce que le sujet n'accusait aucune souffrance dans le membre malade entouré du bandage et condamné à l'immobilité. Rien n'est plus commun, en effet, que d'observer à la levée d'un appareil l'existence d'inflammations plus ou moins circonscrites, quelquefois assez intenses et qui ont fait leur évolution, sans que le malade en ait eu un seul instant conscience. Il m'a été donné d'en recueillir récemment un exemple remarquable sur un sujet dont l'histoire a présenté de l'intérêt à plusieurs titres et a été déjà consigné par M. le professeur BOUISSON, dans la *Revue Thérapeutique du Midi* (1). Il s'agit du nommé Louis RAZIMBAUD, que je trouvai dans les salles de la Clinique, lorsque ce professeur me remit le service, et qui était atteint d'une fracture de la rotule. Un appareil unissant, dextriné, qu'avait appliqué M. BOUISSON, amena une véritable consolidation osseuse; mais nous ne fûmes pas peu surpris quand nous mîmes le membre à découvert, de trouver une petite escarre et un abcès assez considérable à la partie interne et inférieure de la cuisse. Le malade, en effet, n'avait pendant toute la durée du traitement, accusé aucune gêne, aucune douleur qui pût faire soupçonner cet accident dont l'influence et les suites n'eurent du reste aucune importance.

---

(1) 30 janvier 1850.

En tenant compte de l'action compressive des appareils, de l'engourdissement qui en est l'effet, et de l'immobilité dans laquelle on maintient la partie malade, on s'expliquera ces sortes d'événements. On y puisera peut-être aussi une raison suffisante pour ne pas imiter la conduite de certains chirurgiens, de M. VELPEAU entre autres, qui n'hésitent pas à appliquer toujours l'appareil immédiatement après l'accident. Le gonflement, l'inflammation, même dans les fractures comminutives ou compliquées de plaies, ne sont point des contre-indications pour le chirurgien de l'hôpital de la Charité. Il appelle la compression à son aide pour hâter la résolution. Certainement, je ne mets pas en doute l'attention minutieuse, le zèle avec lesquels ce professeur surveille ses malades et par lesquels il doit prévenir ce que cette conduite pourrait avoir de périlleux en d'autres mains. Toutefois c'est, à notre avis, mettre à une trop rude épreuve la sollicitude du praticien, et nous croyons qu'il est beaucoup plus prudent de s'en rapporter un peu moins à sa propre vigilance. L'indolence des parties et le calme parfait du malade peuvent laisser le praticien dans une funeste sécurité.

Non, sans doute, qu'il faille conclure de ces dernières considérations, au rejet formel dans tous les cas de l'application immédiate d'un appareil quelconque. Ce serait vouloir imiter les chirurgiens

qui tracent des règles absolues sous l'inspiration de
la théorie pure et en dehors du contrôle de la pratique, et qui ont été jusqu'à fixer les jours où l'on
doit recourir à l'appareil définitif, en ne tenant
compte que de l'âge des malades. Pour eux, la
marche et le développement du cal dans les principales phases de la vie humaine, doivent, sur ce
point, servir de base à la conduite des chirurgiens.
Je redirai volontiers avec MM. MALGAIGNE, VIDAL
(de Cassis) et autres confrères expérimentés, que
vouloir ainsi arriver à l'absolu, c'est tenter l'irrationnel et l'impossible.

Puisque rien n'est plus propre à calmer l'inflammation et à faire disparaître le gonflement que la
réduction et les bons rapports des fragments osseux;
puisque un certain degré de compression peut encore
favoriser cet amendement; pourquoi se refuserait-
on à opérer immédiatement la réduction, ainsi que
DUPUYTREN le recommandait avec instance, et à
appliquer un appareil contentif dans les fractures
simples et dans tous les cas où la position vicieuse,
prise par les bouts osseux, est évidemment une
cause permanente d'irritation et de désordres? Agir
autrement, ce serait préférer une expectation dangereuse. — La solution de cette question est donc
tout-à-fait relative aux cas individuels et ne com-
porte rien d'absolu. Cette manière éclectique de
l'envisager est celle que nous croyons préférable,

celle qu'ont adopté dans cette école plusieurs chirurgiens, et entr'autres M. le professeur DUBRUEIL;
celle enfin que met tous les jours en pratique et
avec avantage M. le professeur BOUISSON, dans les
salles de Clinique de l'hôpital St-Éloi.

Revenons maintenant au malade qui nous a
fourni le texte de toutes ces considérations. — Il
restait à formuler une règle de conduite à son
égard et à instituer le traitement sur de nouvelles
données. D'après la théorie déjà émise, d'après la
filiation étiologique que nous avions adoptée dans
l'interprétation de son état morbide, nous arrivions
forcément à l'établissement d'une nouvelle indication thérapeutique. Il fallait *relever, augmenter le
ton musculaire ou lui venir en aide et au besoin le
suppléer;* cette conséquence pratique était la seule,
en effet, que renfermât notre conception pathologique; et comme elle était rigoureuse, nous en fîmes
immédiatement l'application et nous fûmes assez
heureux pour arriver au succès désiré.

Deux ordres de moyens se présentaient à l'esprit
pour obéir à cette indication. Les uns étaient généraux ou locaux, mais avaient toujours pour but
direct ou indirect d'exciter l'action musculaire, d'augmenter l'énergie nutritive, de modifier vitalement le
système de manière à élever le *ton* à un plus haut
degré. Ils formaient la longue série des moyens

hygiéniques et thérapeutiques et celle de quelques applications locales, en tête desquelles on pouvait nommer l'application du galvanisme et de l'électricité. — Dans le second ordre, se trouvaient les appareils ou agents mécaniques.

On comprendra sans peine que nous ne devions guère compter sur l'hygiène et la thérapeutique pour amener assez promptement une modification suffisante dans l'habitude du sujet. D'ailleurs, ce manque de ton, ce premier degré de résolution, était chez lui un fait normal et il eût été probablement aussi difficile d'y remédier, qu'il l'est de donner de l'embonpoint aux personnes dont la maigreur est naturelle. Dans l'hypothèse la plus favorable, en n'adoptant que cette ligne de conduite, on perdait toujours un temps précieux, car il y avait urgence à venir en aide à la nature. Il fallait mettre à profit l'engorgement et l'inflammation qui existaient encore et qui étaient des conditions essentielles à la formation du cal. Aussi les modificateurs généraux, le régime, l'insolation, quelques toniques ne furent-ils prescrits que comme adjuvants, et ce furent les manœuvres opératoires et les appareils qui nous inspirèrent à bon droit le plus de confiance.

Afin de réveiller l'inflammation et de remettre autant que possible les fragments dans des conditions analogues à celles d'une fracture récente, je leur imprimai quelques mouvements de va et vient dans le sens latéral, en les appliquant fortement l'un contre l'autre, et les soumis ainsi à un rude frottement pendant quelques minutes. Je ne mis fin à la manœuvre que lorsque la douleur eut acquis un assez haut degré d'acuité.

Ensuite, je réappliquai l'appareil en lui faisant subir les modifications suivantes : Au mélange gypso amidonné, je substituai l'amidon pur, tel que l'emploie M. Seutin, de Bruxelles. Ce changement fut fait dans le but d'augmenter la légèreté du bandage. Le membre ayant ensuite été enveloppé d'un bandage roulé depuis les doigts jusqu'à l'épaule, l'avant-bras fut fléchi et le bras appliqué le long du thorax, dont il ne fut séparé que par un coussinet allongé qui s'étendait du coude jusque sous l'aisselle. Ensuite, une longue bande roulée partant de l'aisselle du côté sain, passant obliquement sur la poitrine et remontant sur l'épaule gauche, vint contourner le coude après avoir longé la face postérieure du bras malade, remonta le long de sa face antérieure pour croiser sur l'épaule le premier jet et revenir sous l'aisselle du côté sain, en s'appuyant sur la région du dos. Plusieurs tours de bandes furent ainsi appliquées, en suivant les règles tracées par Desault pour les fractures de la clavicule.

On comprend aisément que le bras malade était ainsi embrassé par une espèce d'anse, sur laquelle appuyait le coude, et qui étant fortement tendue, avait pour effet non seulement de supporter le poids du bras, mais encore d'élever le fragment inférieur et de le retenir dans un contact intime avec le bout supérieur. Afin d'assurer la permanence de ce résultat et pour obvier au relâchement ou à l'allongement de la bande, j'appliquai au-dessus de cette dernière une autre anse faite avec du fort carton et dont les chefs terminaux vinrent se croiser sur l'épaule. Quelques circulaires servirent à fixer tout ce système et à maintenir le bras contre le thorax. Le tout était enduit de colle amylacée au fur et à mesure de l'application. L'avant-bras fut soutenu par une petite écharpe. Le malade fut retenu au lit et condamné au repos le plus absolu, jusqu'à la dessiccation complète du bandage; après quoi, il lui fut permis de faire de l'exercice comme par le passé.

Placée dans ces conditions nouvelles, la fracture suivit à peu de chose près la marche des fractures récentes. Au seizième jour, l'examen du membre démontra un commencement de consolidation. Le même appareil fut renouvelé avec les mêmes précautions, et gardé jusqu'au 17 avril, où l'on cessa d'en faire usage. La consolidation fut donc complète au quarante-septième jour du nouveau traitement.

L'observation que l'on vient de lire et dont j'ai essayé de faire ressortir et d'interpréter les détails principaux, me paraît concluante au point de vue de la question qui nous occupe. Depuis que mon attention a été dirigée sur cette partie de la pathologie, j'ai acquis la conviction qu'il serait facile de colliger un assez bon nombre d'observations analogues et dans lesquelles les causes réelles, immédiates de la non-consolidation, n'avaient pas été clairement appréciées. Je ne serais pas surpris que l'on trouvât dans ce défaut de *ton* musculaire la raison véritable de ces faits extraordinaires dont parlent Sanson, A. Bérard et M. J. Cloquet, et dans lesquels la solution de continuité d'un os, *exempte de toute complication générale ou locale et soumise au traitement le plus régulier*, n'a été pourtant suivie d'aucun travail de consolidation. C'est peut-être aussi à la même origine que se rapportent les non-consolidations observées dans l'humérus par S. Cooper, et celle pour laquelle M. Long pratiqua vainement la résection des bouts des fragments. Dans notre doctrine, se trouvera très probablement le nœud de l'énigme formulée en ces termes par le premier de ces chirurgiens : « Il y a, dit S. Cooper(1), des constitutions indéfinissables, dans

_____

(1) Dict. de Chirurg., trad. Française, t. Ier, pag. 479.

lesquelles les os, *surtout ceux des bras*, ne se réunissent pas après avoir été fracturés. » Le lecteur voudra bien remarquer cette mention toute particulière des *fractures du bras*, comme plus exposées à des non-consolidations inexplicables jusqu'à ce jour, et il en conclura aisément que, dans notre théorie, ce fâcheux privilége de l'humérus est tout-à-fait naturel. Les fractures du bras n'étant pas généralement un obstacle à la station debout et à la marche, le poids du membre et celui du bandage ajoutent leur fâcheux effet à celui du manque de ton musculaire chez certains sujets.

En étudiant les divers faits analogues que j'ai trouvé consignés dans les annales de la science, j'ai remarqué chez les auteurs qui nous les ont transmis, une tendance générale à rapporter exclusivement la non-consolidation des fractures à un vice particulier de nutrition, au défaut d'une assimilation assez énergique et assez abondante, dont les symptômes pouvaient se manifester dans toutes les parties de l'économie, dans les organes et dans leurs fonctions, ou simplement dans le membre fracturé. Certainement, cette étiologie est quelquefois bien fondée, et je citerai bientôt des faits où je l'ai invoquée moi-même. Lorsque la fracture survient chez un sujet profondément débilité, ou à peine convalescent de quelque grave maladie, on ne peut méconnaître l'importance de cette fâcheuse

3

condition; mais dans ces cas même, après avoir
fait la part de l'état général et des conditions
vitales qui sont défavorables, ne faut-il pas tenir
compte du résultat tout mécanique qui peut en être
la première conséquence, c'est-à-dire du défaut de
contact et de pression entre les bouts de la fracture?
Le *ton* du système musculaire est en harmonie avec
l'état de toutes les facultés vitales qui s'exercent
alors avec moins de régularité et de puissance,
et le résultat local est l'écartement des fragments
et par conséquent une disposition anatomique défavorable à la formation du cal.

Une autre réflexion qui n'est pas sans importance
pour la thèse que je défends, est celle que provoque la forme affectée par les bouts de la fracture
dans la plupart des cas de non-consolidation. En
effet, presque toujours la fracture est en rave ou
transversale, rarement oblique ou en bec de flûte.
Il est facile de saisir l'influence de cette forme de la
fracture sur la facilité de la consolidation. — Dans
les fractures obliques ou en bec de flûte, l'écartement
des bouts osseux devrait être beaucoup plus considérable pour que ces bouts pussent perdre tout
rapport de contiguité, et l'on conçoit qu'il est des
degrés d'obliquité assez prononcés pour ne jamais
permettre cette sorte de disjonction. Dans les fractures transversales, au contraire, une extension dans
le sens parallèle à l'axe du membre amène à

l'instant ce résultat, si la résistance des muscles ne la neutralise complétement. Aussi ce sont les fractures les plus exposées aux non-consolidations.

J'ai sous les yeux l'histoire d'un malade du département de l'Aveyron, pour lequel je fus consulté le 2 juin 1847, et qui portait depuis quatorze mois une fracture de l'humérus droit non-consolidée. Parmi les nombreux détails que M. le docteur OLIER, médecin ordinaire, voulut bien recueillir et me transmettre, je trouve énoncées plusieurs circonstances débilitantes et en particulier une alimentation insuffisante et de mauvaise nature. Cet homme, ouvrier maréchal dans un pauvre village, n'usait pour toute nourriture que de quelques légumes indigestes. A côté de ce renseignement important, notre confrère ne manque pas de rappeler que la fracture était si parfaitement transversale, que les deux fragments osseux semblaient être coupés *presque ronds*. Je proposai de traverser le membre de part en part et au niveau de la fracture, au moyen d'un séton, et cette opération ayant été acceptée, je la pratiquai immédiatement. Je recommandai de laisser le séton en place pendant six jours, et au bout de ce temps, si l'inflammation n'était pas suffisante, d'aller avec la pointe d'une grosse aiguille et à travers l'ouverture du séton, frotter rudement et irriter l'extrémité des fragments. Un bandage convenable devait ensuite être appliqué pour maintenir les deux fragments en contact et dans l'immobilité.

Ces prescriptions furent religieusement exécutées par M. le docteur OLIER. Le bandage devait être l'objet d'une inspection quotidienne, et il était urgent de s'opposer de suite au relâchement qu'il pourrait subir. Malheureusement, le malade ne voulut point rester sous la surveillance immédiate de notre confrère, il retourna dans son village, se livra même à quelques travaux, et la consolidation ne put s'effectuer. Aujourd'hui, il porte un brassard en cuivre qui lui permet d'user de son bras et même de travailler de son état sans trop de gêne. J'ajouterai enfin que cet homme est âgé de soixante ans, et que malgré son mauvais régime, il a toujours joui et jouit encore d'une santé satisfaisante.

Il serait impossible de refuser dans l'observation précédente une importance réelle à la forme de la fracture, pour expliquer le dénouement définitif. Si l'on était conduit à penser que les forces nutritives et par conséquent les efforts de réparation étaient déprimés par suite du défaut d'une suffisante quantité de matière assimilable, la physionomie du malade, l'exercice normal de toutes ses fonctions forçaient aussi à admettre la possibilité d'une consolidation, si les conditions locales ou anatomiques étaient convenables. Pour mon compte, je n'hésite pas à attacher une plus grande importance à la disposition de la fracture qu'au régime suivi par le malade et dont l'organisme se contentait par suite d'une longue assuétude.

Si j'insiste sur la considération de la forme de la fracture, dans l'appréciation des circonstances favorables ou défavorables à la formation du cal, c'est parce que la plupart des auteurs ont professé sur ce sujet une doctrine différente de celle que j'adopte. Ils n'ont, en effet, donné pour base à leur pronostic que les conditions qui rendent la réduction et le maintien de la coaptation plus ou moins faciles, sans se préoccuper des dispositions anatomiques qui pouvaient influer sur le travail même de la consolidation. MM. A. Bérard et Denonvilliers, dans leur Compendium de Chirurgie pratique (1), ont déclaré d'une manière absolue « les fractures obliques plus graves que celles dont la direction est transversale, attendu que dans les premières les fragments glissent et chevauchent plus facilement l'un sur l'autre et qu'il est plus difficile alors de guérir sans raccourcissement. » Nous lisons encore dans l'ouvrage de M. Vidal, de Cassis (2) : « Une fracture transversale est plus facile à contenir qu'une fracture

---

(1) Tom. II, pag. 234.
(2) Tom. II, pag. 219, 2ᵉ édition, 1846.

oblique ; elle est , par conséquent , moins grave , toutes les autres circonstances égales. »

Oui , sans doute , la fracture oblique est plus grave au point de vue de la difformité du cal et du raccourcissement du membre chez les sujets vigoureux et doués d'un ton musculaire convenable; mais elle l'est infiniment moins au point de vue de la consolidation définitive, chez les sujets dont la vigueur et le ton musculaire font défaut. — La question de la difformité et du raccourcissement du membre a certainement son importance ; mais elle n'occupe que le second rang , et tout ce qui se rattache au but principal , c'est-à-dire à la formation du cal , doit être placé en première ligne.

Quand il y a contact des fragments , que ce contact soit régulier ou irrégulier , que les surfaces fracturées soient complétement ou incomplétement en rapport , il y a beaucoup plus de chances de voir s'opérer leur soudure , que lorsqu'un vide quelconque les sépare. Il est donc plus important de se préoccuper du défaut de rapprochement des fragments chez les sujets dont le système musculaire est débilité , qu'il ne l'est de combattre le chevauchement chez ceux dont la contraction musculaire est active. Dans ce dernier cas, on cherche à protéger la forme du membre et la régularité des fonctions ; dans le premier, c'est l'existence ou l'abolition même de ces fonctions qui est en jeu.

Ces conclusions pratiques sont constamment présentes à mon esprit dans le traitement des fractures,
et j'en ai fait déjà plusieurs fois d'utiles applications.

Peu de jours après la guérison du malade dont
j'ai raconté et commenté l'observation, il entra dans
le même hôpital un homme de cinquante-trois ans
qui, dans une chute faite de dessus une charrette,
s'était fracturé transversalement l'humérus un peu
au-dessus de l'insertion deltoïdienne. Il était à
peine convalescent d'une fièvre typhoïde dont il
avait été traité par M. le professeur CAIZERGUES.
Les conditions générales de force et de santé étaient
au plus haut degré défavorables. Une maigreur
squelettique, une résolution du ton musculaire telle
qu'on l'observe à la suite de l'atteinte profonde
portée au système vivant par ces redoutables maladies, un certain degré d'irritation intestinale qui
avait persisté, se révélait par quelques selles diar-
rhéiques et imposait un régime sévère ; toutes ces
circonstances, jointes à l'absence presque complète
d'engorgement et d'inflammation au niveau de la
fracture et à la direction de cette dernière, nous
inspirèrent des craintes sérieuses pour la consolidation. Ces prévisions nous commandèrent les précautions les plus minutieuses dans la forme et la
confection de l'appareil, et en même temps que nous
remplissions les indications thérapeutiques géné-

rales, nous mîmes le plus grand soin à maintenir, à pousser les bouts des fragments l'un contre l'autre pendant toute la durée du traitement, au moyen d'un appareil analogue à celui que nous avons précédemment décrit. Cette conduite eut pour dernier et heureux résultat une consolidation parfaite au cinquante-troisième jour. L'*exeat* fut délivré au malade par M. le professeur BOUISSON, qui avait repris le service.

L'impossibilité où nous sommes d'affirmer quelle eût été la conséquence de toute autre manière d'agir, ne nous permet pas de préciser la portion d'influence qu'a eu, sur la guérison définitive, la pression mutuelle des fragments artificiellement provoquée; mais une induction rigoureuse et dont ce chapitre me paraît établir les fondements, permet de conclure à la grande utilité, si ce n'est à la nécessité absolue de cette pression, de ce contact rendu aussi intime que possible, et par conséquent à l'utilité, à la nécessité d'une action musculaire suffisante, ou d'un bandage approprié aux circonstances et qui puisse la suppléer.

L'application de ces préceptes me semble mériter une mention toute particulière dans les cas de fractures traitées par les appareils à extension continue. Tous les chirurgiens déduisent les limites qu'ils imposent à l'action de ces appareils de la considération des douleurs qu'ils provoquent, et aucun ne m'a paru se préoccuper de l'idée qu'il pussent dépasser le but désiré. La contraction musculaire, regardée toujours comme nuisible, comme cause de déplacement, de difformité ultérieure, voilà pour eux la base à peu près exclusive de l'indication à remplir. Mais, si l'on veut bien tenir compte des leçons de l'expérience, on ne tardera pas à s'apercevoir qu'il est des formes de fractures, des constitutions débilitées qui n'exigent pas, qui excluent même l'extension continue. Quand les muscles ont le ton affaibli, quand la solution de continuité est transversale, le tiraillement du membre amène tôt ou tard l'écartement des fragments et met obstacle à la formation du cal.

L'effet de l'extension mécanique est, dans les fractures du fémur, le pendant de celui du poids du membre et du bandage dans celle de l'humérus. Nous avons observé des cas dans lesquels le travail de consolidation ne nous a paru marcher d'une manière régulière que lorsqu'on a fait succéder l'appareil simple de SCULTET aux moyens d'extension. Sans doute la première idée du principe de la demi-flexion ou flexion moyenne qu'ont indiqué HIPPOCRATE, FABRICE D'AQUAPENDENTE et J.-L. PETIT, et qu'ont surtout préconisé POTT et DUPUYTREN, a été puisée dans le besoin de relâcher les muscles qui amènent le chevauchement des fragments et de calmer les

douleurs dont la partie est le siège ; mais ne pourrait-on pas supposer avec justesse, que, d'une
manière instinctive sinon bien raisonnée, tous ces
praticiens avaient aussi compris les inconvénients
qui se rattachent à l'autre méthode et sur lesquels
j'appelle aujourd'hui l'attention des Chirurgiens ?

Nous venons d'exposer à notre point de vue la
manière dont il fallait envisager l'action musculaire
dans les fractures ; en outre, dans nos considérations
préliminaires, nous avons indiqué succinctement les
conséquences fâcheuses qui se rattachaient à cette
même action dans la plupart des luxations des membres. Il nous reste maintenant à établir, parallèle-
ment aux considérations qui précèdent, qu'il est des
luxations où le défaut de cette action des muscles
constitue une complication fâcheuse et devient la
source d'indications tout-à-fait spéciales. — Jetons
d'abord un coup-d'œil sur ce que l'on observe
lorsque la puissance des muscles est plus ou moins
complétement anéantie.

On trouvera dans un autre chapitre de cet ouvrage
et à l'occasion des hémorrhagies traumatiques, l'histoire détaillée d'un homme de trente-deux ans, sur
lequel fut pratiquée l'amputation du bras droit pour
une paralysie de cet organe. Cet homme avait été
soumis à l'action d'un corps contondant, qui, tom-

bant avec force sur le bras, avait fracturé l'humérus au-dessous de son tiers supérieur et avait en même temps déterminé une paralysie complète du mouvement dans tout le membre.

Lorsque ce malade fut soumis à notre observation, quatre ans après l'accident, l'os offrait un cal régulier, mais la paralysie existait au même degré. Par suite de la résolution du ton musculaire et de l'influence de la pesanteur du membre, il s'était opéré, pendant ce laps de temps, des changements notables et singuliers dans l'articulation scapulo-humérale qui n'avait du reste participé à aucun des désordres primitifs.

Le bras, pendant comme un corps inerte sur les côtés du thorax, flottait et tournait dans tous les sens comme s'il n'avait été suspendu au scapulum que par un seul lien flexible et susceptible d'un haut degré de torsion. Les doigts du chirurgien s'enfonçaient en déprimant les parties molles atrophiées, jusqu'au centre même de l'articulation et se plaçaient ainsi entre la tête de l'humérus et la cavité glénoïde. La tête de l'humérus, non seulement n'était pas retenue dans cette cavité, mais encore pouvait aisément être luxée dans tous les sens et portée en avant ou en arrière du col de l'omoplate. Sa position ordinaire était au-dessous du rebord glénoïdien et par conséquent dans l'état d'une luxation inférieure. Les mouvements de pronation ou de supination pouvaient être portés bien au-delà des limites normales. Sans aucun effort, la saillie de l'olécrane devenait tout-à-fait antérieure. Enfin, l'articulation du coude, celle même du poignet présentaient aussi une laxité considérable.

A. COOPER étudiant l'influence de la paralysie sur les luxations, relate un fait presque identique (1). Un enfant hémiplégique, pour lequel il fut consulté, avait la faculté de faire passer la tête de l'humérus sur le bord postérieur de la cavité glénoïde, dans laquelle on la faisait rentrer facilement. Un aspirant de marine, nous dit le même auteur, avait subi à bord d'un navire anglais la punition suivante : Un de ses pieds étant fixé à une saillie du pont, son bras fut amarré avec force à la vergue et tenu ainsi dans l'extension pendant une heure. Lorsqu'il revint en Angleterre, il avait la faculté de faire sortir la tête de l'humérus de sa cavité articulaire par un simple mouvement d'élévation du bras ; une très légère extension suffisait aussi pour opérer la réduction. Les muscles étaient *atrophiés* comme dans la paralysie. Enfin, ce célèbre chirurgien mentionne le cas plus extraordinaire encore d'un homme de 50 ans, observé par le docteur BRINDLEY et qui pouvait produire à volonté et réduire de même une luxation complète de la tête du fémur.

---

(1) *Loc. cit.*, pag. 3.

Ces sortes de faits démontrent de la manière la plus probante tous les secours que prêtent aux articulations les muscles qui les entourent. Les ligaments, les capsules fibreuses agissent en quelque sorte comme des liens inertes, et lorsqu'ils sont vaincus dans leur élasticité ou leur résistance, aucune faculté de rétraction, de raccourcissement ne se révèle en eux. Comme des corps de l'ordre physique, ils ne peuvent opposer à la pesanteur, aux tractions mécaniques qui constituent des forces du même ordre, qu'une certaine quantité de puissance en rapport avec leur volume, avec leur nombre, et qui est leur *propriété*. La protection des muscles est au contraire active, variable dans ses modes et dans ses degrés; elle dépend d'une véritable *faculté*, en vertu de laquelle le ton et la force musculaires se proportionnent aux besoins du moment, se maintiennent ou même renaissent au fur et à mesure de leur consommation.

Dans les cas où l'on traite les fractures de l'extrémité inférieure par les appareils à extension continue, la contraction et le ton musculaires sont peu à peu affaiblis et surmontés par la force qu'on leur oppose, ainsi que nous l'avons établi précédemment. En outre, les ligaments du genou, ceux du coude-pied sont tiraillés, allongés de telle sorte, que ces articulations présentent une mobilité extraordinaire. Là se trouve la cause d'une erreur que nous avons vu commettre à des médecins

inattentifs. En effet, lorsqu'après la consolidation
de la fracture, on enlève l'appareil et que l'on compare le membre malade au membre sain, on trouve
au membre malade une longueur normale ou même
une longueur exagérée, et l'on se félicite d'avoir
obtenu la guérison sans raccourcissement, alors
pourtant que la fracture était oblique et que le
chevauchement était considérable. Mais au bout
de quelques jours, lorsque le système musculaire
reprenant son ton et son énergie, a remis en contact
les surfaces articulaires et favorisé la rétraction
des ligaments, le raccourcissement se manifeste et
les fausses espérances données par le médecin s'éva-
nouissent devant la constatation d'une incurable
infirmité.

On peut donc affirmer que le système musculaire
est un puissant moyen de retenir les surfaces articulaires dans leurs rapports de contiguité, et que si
l'action de ce système est abolie ou affaiblie, les
articulations se trouvent placées dans des conditions
défavorables. Les faits parlent du reste hautement
en faveur de cette déduction.

La diminution du ton musculaire est une cause
prédisposante aux luxations et particulièrement aux
luxations récidivées. J'ai déjà recueilli un bon
nombre de faits où il est impossible de ne pas tenir
compte de cette cause dans l'étiologie de l'accident.

Je pourrais citer successivement l'histoire d'une dame
dont la tête humérale se déplaçait fréquemment par
l'effet d'un mouvement un peu brusque de l'extrémité thoracique dans un sens quelconque ; celle
d'un ouvrier serrurier qui se vit obligé de renoncer
à sa profession, par suite de dispositions semblables,
consécutives à une première luxation, etc......
Chez tous ces sujets, l'atonie musculaire était évidente, quelquefois même elle était accompagnée
d'un certain degré d'atrophie, et l'on ne pouvait,
sans erreur, négliger ces circonstances en se conten-
tant d'invoquer le tiraillement ou la déchirure des
liens ligamenteux.

J'ai donné mes soins à une jeune dame qui fut
atteinte dans le premier âge d'une luxation spontanée
du fémur gauche. L'extrémité correspondante resta
faible et douloureuse ; la marche était pénible, et la
malade restait presque constamment assise. Il lui
arrivait très fréquemment, lorsqu'elle voulait essayer
de faire quelques pas précipités, et au moment où
le corps reposait sur le membre malade, de tomber
brusquement à terre, en éprouvant une violente
douleur au genou gauche. L'examen de la partie
démontrait alors l'existence d'une luxation de la
rotule en dehors. Cet accident s'était renouvelé si
souvent, que les parents de la malade n'avaient
plus recours au chirurgien et avaient appris à réduire
eux-mêmes la luxation. — Si l'on cherchait à se

rendre compte des causes de cet accident, on ne trouvait autre chose à noter dans le membre qu'une flaccidité remarquable, un défaut de ton dans les muscles cruraux et en particulier dans le triceps et le crural antérieur. La conformation osseuse était parfaitement normale et harmonique dans tous les points. En 1841, cette malade perdit sa mère. Celle-ci, avec un dévouement admirable mais mal raisonné, avait constamment cherché à épargner à sa fille unique la fatigue la plus légère et à prévenir tous ses désirs, afin de la soustraire aux douleurs que lui occasionnait le mouvement. Placée dans des conditions nouvelles et excitée par les obligations impérieuses de la direction d'un ménage, la malade fit de l'exercice et peu à peu se rendit capable d'user du membre gauche à peu près comme du membre sain. Aussi, à partir de ce moment, elle n'a plus éprouvé de luxation de la rotule, et les muscles cruraux ont pris de la force et du volume. Elle a contracté mariage et jouit aujourd'hui d'une excellente santé.

Astley COOPER nous apprend qu'il a observé sur un sujet la luxation de la rotule due à une prépondérance de l'action contractile de l'une des portions du triceps crural. J'ai vu, dit-il, la rotule entraînée sur le condyle externe du fémur par suite de l'inertie du muscle vaste interne, consécutive à une maladie de ce dernier os (1).

_____

(1) *Loc. cit.*, pag. 30.

Je ne donnerai pas d'autre preuve à l'appui de cette assertion, que la perte de ressort ou de ton des muscles est une prédisposition aux luxations, et que l'action naturelle et suffisamment énergique de ces mêmes organes est au contraire une des conditions prophylactiques les plus importantes. Les mêmes considérations interviennent lorsque l'accident, une fois déterminé, on s'occupe d'en assurer la guérison.

Un ouvrier maçon tombe d'un échafaudage très élevé sur un second échafaudage, de celui-ci sur un troisième et enfin sur le sol. Dans cette série de chutes, il éprouve plusieurs accidents, parmi lesquels je signalerai seulement ici une luxation de l'épaule droite avec meurtrissure des parties molles de la même région. La réduction de la luxation ne présenta aucune difficulté ; elle fut accomplie par l'extension en haut d'après des préceptes longtemps oubliés et que M. MALGAIGNE a remis en honneur. Ce sujet guérit de toutes ses blessures, mais il ne put exercer, que dans des limites restreintes, les mouvements dus à la contraction des muscles de l'épaule et en particulier du deltoïde. Il voulut néanmoins reprendre ses pénibles travaux ; mais le jour même où il essaya ses forces, il fut atteint d'une nouvelle luxation de la même épaule ; ce fut alors que nous le vîmes pour la première fois et il nous fut facile d'expliquer cet accident et la facilité de la réduction que nous opérâmes, par les effets de la contusion qui avaient rendu les muscles ambiants et le deltoïde en particulier, flasques et destitués de leur ton naturel. Nous perdîmes de vue ce malade avant d'avoir constaté un changement quelconque dans l'état vital de ces organes.

Une observation semblable en plusieurs points à la précédente nous fut offerte par un soldat du 2e régiment d'infanterie légère, qui entra dans les salles de la clinique chirurgicale en 1840.

Il est donc incontestable que le rapport des surfaces articulaires est d'autant plus exactement maintenu ou reproduit, que le ton des muscles qui les recouvrent est lui-même plus puissant. Par contre, cette énergie des muscles devient un fâcheux privilége dans les luxations accomplies, en rendant plus difficile la réduction, et elle peut même servir de base à une contre indication formelle de toute tentative chirurgicale dans les luxations anciennes. En effet, lorsque le ton dans un muscle a pu s'exercer longtemps sans interruption, il diminue la longueur de ce muscle d'une manière habituelle et presque naturelle, de sorte que le recouvrement des anciennes dimensions est très pénible, et que, suivant l'expression de M. LORDAT, il y a prescription dans ce raccourcissement.

Or, dans les dislocations, s'il est quelques muscles plus tendus qu'avant l'accident, il en est aussi, et ce sont généralement les plus puissants, dont les insertions sont rapprochées par le déplacement qu'a subi l'os le plus mobile, et ces derniers, au bout d'un certain temps, perdent réellement une portion de leur longueur. Pour remédier à cet inconvénient, à cette hypertonie invétérée, il faudrait les soumettre à une extension graduelle et progressive et non à une extension brusque et momentanée qui réveille de vives douleurs et met violemment en jeu leur résistance physique et vitale (1). Malheureusement il nous est impossible d'introduire ce précepte dans la thérapeutique des luxations, et il s'ensuit un motif particulier qui s'ajoute à tous ceux dont le chirurgien tient compte, pour écarter toute tentative de réduction à une époque inopportune.

Un des corollaires que nous devons inférer des considérations qui précèdent, est l'obligation de surveiller attentivement l'état de l'articulation et parti-

---

(1) C'est ce qui rendit douloureux au gras des jambes le changement des chaussures à talon haut en chaussures basses qui s'opéra vers la fin du dernier siècle..... mais il était aisé de ramener peu à peu les gastrognémiens aux formes et aux dimensions naturelles par des retranchements graduels du talon des anciennes chaussures. Ce fut en procédant ainsi que le maréchal CATINAT parvint à faire adopter des souliers plats à sa nièce et à la maréchale de MÉDAVI, contre leur gré et tout-à-fait à leur insu. (LORDAT, *Leçons sur la physiologie du système musculaire.)*

culièrement celui des muscles qui l'entourent, pendant un certain temps après la réduction. Ce précepte si simple et si naturel semble pourtant avoir
été oublié par la plupart des chirurgiens. D'abord,
dans les livres, on s'occupe avec soin de tracer les
règles générales du traitement et de décrire les
meilleurs moyens de remettre les os à leur place ;
mais à peine dit-on quelques mots de la période qui
suit la réduction et des indications qui s'y rattachent.
Dans la pratique, on néglige encore davantage ces
derniers détails, car à moins d'accidents sérieux ou
de phénomènes morbides expressifs, on se hâte de
renvoyer le malade, en lui faisant quelques recommandations banales sur le repos qu'il doit imposer
au membre affecté.

Cette conduite est la conséquence de la doctrine
qu'ont professée DUVERNAY et PETIT entre autres,
et d'après laquelle, dans la luxation récente, les
ligaments seraient seulement distendus, de sorte
qu'après une prompte réduction, ils reprendraient
spontanément leur solidité première. Aux yeux de
ces chirurgiens, la réduction remettait tout à l'état
normal, et si elle était tardive, il suffisait encore de
quelques jours pour restituer aux ligaments leur
élasticité diminuée. Malgré des notions plus exactes
sur l'anatomie pathologique des luxations, POTT,
BOYER, MONTEGGIA, A. COOPER ont à peu près
suivi les mêmes errements dans la pratique.

Boyer, dont l'ouvrage présente une étude si judicieuse de cette matière, expose longuement les moyens de réduire les luxations et consacre dix lignes à indiquer les émollients, les calmants ou les résolutifs, dont on fera usage s'il survient de la douleur et du gonflement. « Une fois la réduction obtenue, dit-il, toutes les difficultés ont disparu ; il suffit, pour prévenir un nouveau déplacement, de s'opposer aux mouvements qui ont eu lieu pendant la luxation (1). » A. Cooper reconnaît le besoin de soutenir l'épaule jusqu'au retour de la tonicité musculaire, mais seulement lorsque la réduction a été obtenue à l'aide de poulies, et il se contente de recommander le maintien d'un bandage approprié (2). S. Cooper porte encore plus loin son indifférence pour les soins consécutifs. Nous lisons dans son ouvrage, à propos des luxations de l'épaule (3) : « L'application du bandage, après un accident de ce genre, est plutôt utile pour calmer les craintes du malade que pour empêcher le déplacement de l'os. »

Enfin, des auteurs plus modernes, et parmi eux M. Vidal (de Cassis) (4), disent qu'une luxation habilement réduite en temps opportun, peut être

---

(1) Boyer, *Traité des maladies chirurgicales*, t. 4, p. 74. 4ᵉ édition.

(2) Œuvres chirurgicales, trad. franç., p. 7.

(3) Dict. de chir., traduct. franç., t. 2, p. 97,

(4) Trait. de pathol. ext., t. 2, p. 543, 2ᵉ édit.

considérée comme une lésion simple, qui n'exige que quelque temps de surveillance. S'ils s'occupent des complications possibles, ils énumèrent la contusion, l'inflammation, la gangrène, les fractures, etc.; mais ils ne fixent pas l'attention du lecteur sur l'état ordinaire des parties molles, sur l'effet de la distension qu'elles ont subies, sur le degré de leur énergie vitale et enfin sur les indications thérapeutiques qui en découlent. Cependant, après les luxations les plus simples et le plus heureusement réduites, il reste toujours une faiblesse plus ou moins durable, qui s'explique par le tiraillement et la rupture partielle de ses divers moyens d'union.

Le tiraillement et les ruptures que je signale ne se manifestent généralement que sur l'un des côtés de l'articulation. Tous les muscles ambiants ne sont pas également affectés et ceux qui sont affaiblis ne pouvant plus contrebalancer l'action de ceux qui sont restés sains, il en résulte une tendance continue de la part de l'os à s'échapper de nouveau dans la direction des muscles les plus énergiques. En conséquence, on tiendra compte, dans l'institution du traitement, non seulement des déchirures extrà ou intrà-articulaires, et dont le repos doit favoriser la réunion primitive, mais encore de l'état particulier des muscles qui abritent et meuvent les surfaces articulaires. Cet état peut indiquer quelquefois une thérapeutique très active.

Nous avons connu un homme de 34 ans , commis dans une maison de commerce , qui conserva pendant quinze mois , après une luxation de l'épaule simple, par cause indirecte et promptement réduite , une faiblesse et un engourdissement considérables dans certaines parties de cette région. Des frictions sèches , stimulantes , des applications réitérées de vésicatoires, et enfin des douches avec l'eau thermale de Balaruc furent nécessaires pour amener la guérison.

Enfin , en l'absence de toute indication thérapeutique spéciale , il ne suffit pas , pour se mettre à l'abri des récidives ou de tout autre accident, de recommander le repos , même pour les articulations qui semblent se maintenir réduites par leur propre conformation. Il est des positions qu'il faut savoir donner au membre pour favoriser le retour des parties à la santé. Supposons , par exemple , que la tête du fémur ait quitté la cavité cotyloïde en déchirant la capsule en haut et en dehors , la position donnée au membre après la réduction ne doit pas être la même que lorsque la luxation et la rupture de la capsule ont eu lieu en bas et en dedans. Pour rendre plus facile le contact des bords de la déchirure des parties molles , musculaires ou ligamenteuses , il faudra , dans le premier cas , étendre la jambe, le pied dans l'abduction ; dans le second cas, le pied sera tourné en dedans , et si la luxation a eu lieu sur le pubis, il faudra en même temps fléchir le membre.

Les mêmes principes seront appliqués rigoureusement aux luxations tibio-tarsiennes, et après la réduction, on s'efforcera d'attirer le pied d'une manière permanente du côté où existe la rupture des ligaments. C'est là, comme le remarque M. MALGAIGNE, la seule indication que pût remplir le bandage si connu de DUPUYTREN pour la fracture du péroné. En effet, pour qu'il fût utile, il fallait qu'il y eût déchirure des ligaments tibio-tarsiens internes, car dans les fractures simples du péroné et sans rupture des ligaments tibio-tarsiens, cet appareil est réellement plus nuisible qu'avantageux.

Ce que l'on vient de lire établit la nécessité de ne pas se borner, après la réduction d'une luxation, à agir en prévision, soit d'une récidive, soit, au contraire, d'une ankylose. Il est encore une foule d'indications à remplir et celles que j'ai signalées suffisent pour en faire connaître l'importance. Tous ces préceptes sont fondés sur les données d'une observation minutieuse et approfondie, et quoique aboutissant à des détails, en apparence bien infimes, ils ont une utilité journalière et incontestable. Du reste, c'est là le propre de toute question médicale qui aboutit à l'application; car à côté des notions spéculatives les plus élevées, la médecine renferme dans sa féconde universalité les détails pratiques les plus vulgaires ; c'est que notre science et notre art ne sont étrangers à rien de ce qui intéresse à un degré quelconque la santé et le bien-être de l'homme.

En terminant, nous arrêterons l'attention du lecteur sur le résumé de plusieurs considérations pratiques développées dans ce Mémoire, et nous lui rappellerons spécialement que nous avons établi sous la double autorité des faits et du raisonnement les propositions suivantes :

Le ton et la contraction des muscles sont ordinairement des obstacles à la réduction et au maintien de la coaptation dans les fractures.

Le ton et la contraction des muscles sont toujours des obstacles à la réduction des luxations.

Ces mêmes facultés des muscles sont éminemment utiles et parfois nécessaires dans certains cas de fracture, au point de vue de la coaptation et de la consolidation définitive.

Un certain degré de pression exercée par les fragments, l'un contre l'autre, augmente les chances d'une bonne consolidation.

Si le ton et la contraction des muscles, ou quelques

dispositions anatomiques particulières ne déterminent pas ce degré de pression, il y a lieu de les suppléer par des moyens artificiels.

Toutes choses étant égales, les fractures obliques et avec chevauchement des fragments, sont plus graves que les fractures transversales, au point de vue de la difformité et du raccourcissement du membre.

Toutes choses étant égales, les fractures transversales sont plus graves que les fractures obliques, au point de vue de la consolidation définitive.

La non-consolidation due au défaut de ton musculaire se rencontre particulièrement dans les fractures de l'humérus.

Des indications thérapeutiques spéciales et des modifications dans les appareils doivent être basées sur le mode d'agir du système musculaire.

L'action des appareils à extension permanente doit être encore appréciée au même point de vue, afin que l'application de ces appareils soit en tout point rationnelle.

La diminution du ton musculaire est une cause prédisposante aux luxations et particulièrement aux luxations récidivées.

Un degré de ton et d'énergie musculaires convenable est une condition prophylactique des luxations et un agent naturel des plus puissants pour en rendre la guérison définitive.

Dans les luxations anciennes, les nouvelles conditions physiques et vitales amenées par l'action continue du ton musculaire servent de base à des contre indications de réduction.

Enfin, la réduction d'une luxation étant accomplie, il surgit des indications thérapeutiques nouvelles de la considération de l'état vital et physique, présenté par l'ensemble des parties molles qui environnent l'articulation.

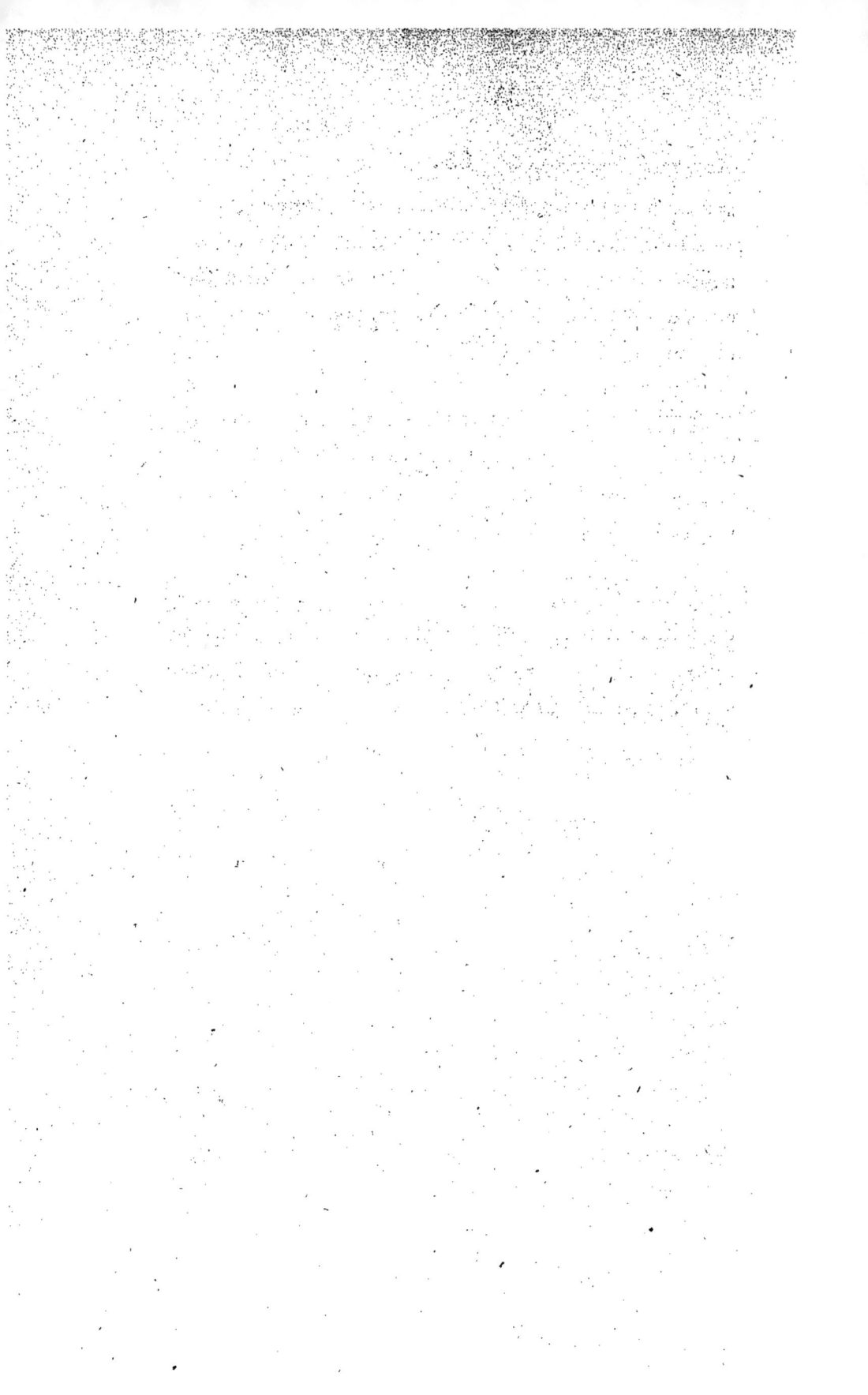

DEUXIÈME MÉMOIRE.

DE L'APPLICATION DU TRAITEMENT CHIRURGICAL

A QUELQUES ESPÈCES DE TUMEURS ENKYSTÉES.

Les règles de la Thérapeutique chirurgicale qui se rapportent au traitement des tumeurs, ne sont guère susceptibles que d'une exposition très générale, dans laquelle on considère d'une manière en quelque sorte abstraite, les méthodes ou les procédés opératoires, ponction, incision, ligature, extirpation, etc., etc., en ne tenant compte que des qualités communes aux diverses espèces de tumeurs et en négligeant leurs qualités privées et les relations individuelles qu'elles affectent. De toutes les lésions chirurgicales que peut offrir le corps humain, il n'en est point qui donne à l'observateur plus de motifs de doute et d'hésitation et au praticien plus de sujets d'indications variées. C'est dans ces cas surtout qu'une grande latitude est laissée au chirurgien pour appliquer, modifier, inventer des manœuvres opératoires, suivant l'urgence actuelle et imprévue du fait qu'il a sous les yeux. — Le meilleur moyen de se mettre à même de porter dans le diagnostic toute la précision désirable et de procéder dans le traitement avec le moins d'incertitude, c'est d'étudier avec grand soin, de méditer les nombreuses observations de tumeurs anormales que renferment les annales de l'art. Les résultats obtenus par d'autres chirurgiens, les détails de leur conduite particulière, sont tout autant de faits primitifs d'où l'induction retire la lumière qui doit nous guider dans notre propre conduite. Tout est contingent et individuel dans la manifestation des actes et des effets morbides, et nulle part cette loi ne se révèle avec plus d'évidence que dans le développement, la forme, les connexions et la structure des tumeurs. Sous des analogies multiples et souvent trompeuses, on ne rencontre jamais l'identité. Nous croyons donc utile d'enregistrer les observations qui nous sont propres, et de mettre en relief la valeur réelle de chacun des éléments qui les composent. L'histoire raisonnée de deux kystes que nous avons extirpés, l'un de la région cervicale et l'autre du scrotum, et celle de quelques kystes synoviaux tendineux que nous avons opérés avec succès, feront la teneur du présent article.

§ I.

1° Extirpation d'une tumeur volumineuse formée par un kyste développé dans la région du cou.

M. G., étudiant en médecine, âgé de 19 ans, doué d'un tempérament lymphatique, portait depuis trois ans environ une tumeur située vers la partie moyenne du cou, immédiatement au-dessus de l'os hyoïde. D'abord mobile, indolente, molle sans fluctuation, sans adhérence avec la peau qui conservait elle-même la couleur normale, cette tumeur, s'accroissant d'une manière graduelle, était enfin devenue fort gênante pour le malade. Les mouvements d'abaissement de la mâchoire et ceux des organes de la déglutition, étaient de plus en plus pénibles et difficiles. Dans le mois de juin 1848,

M. G. réclama les soins de M. Bouisson. Ce professeur, ayant constaté la présence d'un liquide, vida la tumeur au moyen d'une ponction, et réunit les bords de la plaie par première intention. La matière évacuée était molle, adipocireuse, d'un blanc brunâtre.

La tumeur se reproduisit rapidement et son volume devint bientôt plus considérable que la première fois. M. Bouisson, consulté de nouveau, pratiqua une seconde ponction au mois d'avril 1849, et détermina l'issue d'une substance de même nature.

La reproduction de la maladie fut manifeste quinze jours après cette dernière opération ; mais cette fois une réaction inflammatoire s'établit dans la région affectée, et il en résulta un gonflement et des douleurs qui n'avaient pas encore existé au même degré. Des moyens convenables furent opposés à cette complication, et elle avait déjà perdu de son intensité, lorsque M. Bouisson, devant s'absenter, nous adressa le malade le 25 juillet 1849 : celui-ci entra dans notre service de l'hôpital Saint-Eloi, salle particulière, N° 3.

A cette époque, il existait dans toute la région sous-maxillaire, et surtout à droite, un empâtement considérable, avec rougeur à la peau et sensibilité à la pression. Sur la ligne moyenne était une saillie plus prononcée, avec fluctuation profonde. Du côté droit, la tumeur se prolongeait jusque sur la branche montante du maxillaire inférieur, et recouvrait l'angle formé par cette branche avec le corps même de l'os. En outre, la tumeur se projetait sous le plancher buccal; la base de la langue était soulevée et refoulée en arrière. La mastication était très gênée et la déglutition difficile et douloureuse. La respiration elle-même ne jouissait pas de toute sa liberté dans certaines positions. La peau enflammée présentait, à gauche de la ligne médiane, la cicatrice des deux ponctions.

Tenant compte de l'ensemble des symptômes et surtout des résultats fournis par les deux opérations déjà pratiquées, nous diagnostiquâmes un kyste muqueux sébacé, ou séro-muqueux de DELPECH, avec phlegmasie des parties ambiantes et probablement du kyste lui-même. — Le point de départ de la lésion était évidemment dans l'intervalle hyo-maxillaire; la muqueuse buccale, les follicules et les canaux excréteurs contigus lui étaient étrangers et n'avaient subi qu'un mouvement de déplacement, en raison des progrès de la tumeur. Celle-ci avait évidemment des connexions délicates, des limites profondes qui, dans une pareille région surtout, en rendaient la cure radicale fort chanceuse. Cependant le chirurgien était mis en demeure d'intervenir activement. Déjà des fonctions importantes étaient gênées, et la respiration ne pouvait manquer de

5

subir bientôt plus notablement les mêmes influences fâcheuses.

Une nouvelle ponction aurait sans doute produit un calme momentané; mais elle ne pouvait être dans tous les cas qu'un palliatif impuissant, et, en outre, l'expérience avait déjà démontré que cette opération avait aggravé l'état du sujet, en activant les progrès de la tumeur, et en provoquant l'inflammation qui, par son extension jusqu'à la région laryngée, aurait pu déterminer la solution la plus redoutable.

Pour ces motifs, je résolus d'attaquer directement la tumeur, en combinant avec prudence divers modes opératoires suivant les nécessités qui surgiraient pendant la manœuvre, en raison des connexions imprévues du kyste et du degré d'induration ou de transformation de ses parois.

J'essayai d'abord de diminuer l'inflammation et l'engorgement que présentait encore la région sous-maxillaire. L'application réitérée de sangsues, d'émollients locaux et généraux, amenèrent, en effet, une délimitation un peu plus complète de la tumeur; mais ces résultats étant peu satisfaisants relativement aux troubles des fonctions, je cédai à l'impatience du malade et procédai à l'opération le 1er août.

Le malade fut placé dans une position horizontale.

Une première incision s'étendant verticalement depuis la base de la mâchoire, un peu à droite des apophyses géni, jusque sur l'os hyoïde, n'intéressa que la peau et mit à nu la partie antérieure de la tumeur.

Les deux lambeaux cutanés furent ensuite saisis et disséqués de chaque côté de l'incision. Ce travail fut long et minutieux, à cause des adhérences intimes que la peau affectait avec la face antérieure de la poche, et des soins que je mettais à éviter l'ouverture de cette dernière que je désirais dénuder et isoler dans la plus grande étendue possible. En respectant son intégrité, je pouvais facilement apprécier ses limites et surtout ses rapports avec les organes voisins qu'il importait de ménager. Je parvins ainsi à dénuder la totalité de la tumeur dans le sens vertical. A droite, elle fut d'abord poursuivie jusqu'à une profondeur de six centimètres, et à gauche, elle aurait été disséquée jusqu'à ses dernières limites, si le bistouri, rompant les adhérences consécutives à la cicatrisation des premières ponctions, n'avait déterminé l'ouverture du kyste et l'évacuation d'une partie de la matière contenue. Le liquide qui s'écoula était constitué par un mélange de pus et de matière suifeuse délayée et altérée. Il s'en exhalait une odeur fétide analogue à celle des abcès développés au voisinage de la bouche.

L'ouverture du kyste fut agrandie, et le doigt put librement pénétrer dans sa cavité. Il fut alors facile de reconnaître que la partie antérieure de la poche offrait une épaisseur considérable et une résistance comme cartilagineuse, et que la partie profonde s'enfonçait à droite, vers l'angle du maxillaire, et au milieu jusque sous la base de la langue. L'index introduit en totalité ne parvenait que difficilement jusqu'aux limites de cette cavité. Plusieurs prolongements de la poche s'enfonçaient comme autant de végétations entre les muscles mylo-hyoïdiens, le ventre antérieur du digastrique et les divers muscles glossiens qui avaient subi une véritable dissection dans une certaine étendue.

Le kyste fut saisi avec des pinces, attiré au-devant et isolé non sans beaucoup de précaution avec l'instrument tranchant ; une partie plus profonde fut disséquée avec le manche même du scalpel. Enfin, lorsque j'eus la certitude que j'avais mis le kyste à nu, au-delà même des limites de sa portion fibro-cartilagineuse, j'en pratiquai l'excision, ne laissant au fond de la plaie que la paroi la plus profonde de la poche, dont il fut aisé de constater la souplesse, l'extrême ténuité et le caractère celluleux. Cette circonstance m'engagea à ne pas poursuivre plus loin une dissection si laborieuse, sûr que j'étais de pouvoir détruire ce qui échappait à l'instrument, en y déterminant une inflammation suppurative.

La portion du kyste enlevée présentait dans presque toute son étendue une épaisseur de 6 à 8 millimètres ; c'était surtout au voisinage des points qui avaient subi la ponction, qu'existait la consistance la plus prononcée, et il n'est pas douteux que la transformation du kyste ne fût due principalement à l'inflammation consécutive à ces premières opérations.

La plaie ayant été convenablement détergée et nettoyée de quelques caillots sanguins et des restes de la matière adipocireuse, les rapports qu'affectait le kyste, et dont nous avons déjà parlé, apparurent avec plus d'évidence. Alors aussi nous pûmes constater que l'os hyoïde, recouvert d'une couche mince de tissu cellulaire, se trouvait au fond de la plaie, vers la partie antérieure, et le doigt promenant au-dessus de cet os saisissait nettement la forme de la base du larynx, contre laquelle s'appuyait la face profonde de la tumeur.

Cette disposition nous inspira des préoccupations sérieuses. L'inflammation qu'il devenait nécessaire d'exciter, pour détruire les derniers vestiges du kyste, et qui dans tous les cas était inévitable à un certain degré, ne porterait-elle pas son action jusque sur les membranes mêmes du larynx ? Dans des circonstances analogues, nous avions déjà observé cette sorte d'œdème laryngé, dépendant d'une phlegmasie des régions voisines, et auquel, dans un travail que nous avons publié, nous avons donné le nom d'œdème hydrophlegmasique (1). Ce n'est que par un tissu cellulaire lâche et lamelleux que s'établit l'union de la membrane muqueuse du larynx aux muscles et aux glandes sous-muqueuses, comme on le voit dans le repli supérieur limitant l'ouverture glottique, et dans la partie de cette membrane qui tapisse la face interne des muscles crico-aryténoïdiens latéraux. Ce tissu cellulaire, tout-à-fait identique à celui du scrotum et des paupières, est aussi, en raison de sa laxité, susceptible de subir avec promptitude et les congestions et les infiltrations de toute espèce. L'expérience a, du reste, démontré depuis longtemps cette fâcheuse prérogative, que pouvait faire établir à *priori* une inspection anatomique un peu sévère.

M. G..... se trouvait donc dans des conditions favorables au développement d'une funeste complication, et cette idée, sans cesse présente à notre esprit, nous fit modifier les diverses manœuvres du pansement, en même temps qu'elle accrut notre sollicitude et nous tint préparé à une intervention active et même à la trachéotomie, si le tube laryngé devenait le siége de quelque obstruction.

Au premier pansement, trois bourdonnets de charpie très petits et fixés par une ligature furent

---

(1) Voy. *Considérations sur l'œdème de la glotte*, 1844.

portés au fond de la plaie, jusqu'au-dessous de
l'angle maxillaire du côté droit, et seulement dans
les points où le kyste avait échappé à la dissection
et à l'excision. Le reste de la cavité fut abandonné
à lui-même. En agissant ainsi, j'espérais rendre
plus facile le dégorgement des tissus, en même
temps que je laissais aux parois que l'inflammation
allait atteindre, la faculté de se développer librement dans le vide qui avait succédé à l'ablation de
la tumeur. Il devait en résulter une condition plus
favorable pour que les organes contigus, et particulièrement le larynx, pussent échapper à la congestion inflammatoire et à la compression qu'elle
amène. Des topiques émollients, une diète sévère
et des boissons délayantes devaient faciliter l'obten-
tion de ce résultat, en modérant la réaction locale
et générale.

Nos espérances furent heureusement réalisées. Une
potion calmante et anti-spasmodique, donnée immédiatement, mit fin à l'éréthisme nerveux que
l'opération avait provoqué. La réaction fut satisfaisante. Le gonflement et la tension de la région
cervicale étant assez marqués dès le lendemain, je
fis l'extraction de deux bourdonnets, et 24 heures
après, j'enlevai le troisième. Ainsi, toute la cavité
fut livrée au gonflement inflammatoire.

Le 4e jour, le dégorgement et la suppuration
s'établissent dans des proportions convenables : le-

même pansement est renouvelé. Le 8ᵉ, la diminution de la plaie est notable, et la cicatrisation s'opère régulièrement du fond vers la surface. Le 11ᵉ, la rétraction de la peau tendant à rétrécir l'ouverture extérieure trop rapidement et avant l'oblitération du prolongement latéral de la cavité, nous maintenons cette ouverture dilatée au moyen d'une mèche de charpie, en même temps que par quelques injections iodées, alternées avec des applications de nitrate d'argent, nous hâtons la cicatrisation et le rapprochement des parties profondes. Enfin, la cavité s'efface progressivement, la résolution se complète, et le 28 août il ne reste plus qu'un noyau inodulaire, d'un centimètre carré environ, avec froncement de la peau dans la même étendue, immédiatement au-dessus de la partie moyenne de l'os hyoïde. Il n'y a aucune gêne dans la mastication, ni dans la déglutition, ni dans la phonation (1).

Le régime alimentaire avait été graduellement augmenté suivant les besoins du sujet ; mais ce ne fut qu'au 8ᵉ jour qu'il lui fut accordé quelques aliments solides. Enfin, pendant toute la durée du traitement, le malade garda sévèrement la chambre et fut soumis aux précautions les plus minutieuses pour éloigner toute complication catarrhale, tout

---

(1) Le sujet de cette observation a été soumis à l'examen des membres de la section de médecine de l'Académie de Montpellier, dans la séance du 7 janvier 1850.

refroidissement qui auraient pu favoriser l'apparition d'une bronchite ou d'une angine et fixer ainsi quelque mouvement fluxionnaire sur les organes voisins de la région affectée.

Je ferai observer, en terminant, que je crus devoir m'abstenir de soumettre M. G. aux agents anesthésiques avant l'opération. Depuis longtemps je me suis tracé et j'observe fidèlement cette règle de conduite auprès de tous les malades que j'opère pour des lésions qui peuvent, par elles-mêmes, avoir une influence fâcheuse sur les fonctions circulatoire et respiratoire. La tumeur se trouvait placée au voisinage de troncs veineux et artériels d'un gros calibre ; et si rien ne révélait une compression manifeste de ces canaux, il était pourtant vrai qu'ils n'échappaient pas tous entièrement au mouvement de déplacement que la présence de la tumeur avait déterminé dans les organes mobiles de la région cervicale, et par conséquent, qu'ils subissaient à un certain degré les effets de la compression. Mais la raison la plus formelle pour exclure les anesthésiques, était ici déduite de la contiguïté des voies aériennes et du mode suivant lequel s'accomplissait la respiration. En l'absence de toute preuve tirée de l'observation directe, il serait encore rationnel de placer dans la lésion des centres de la circulation et de la respiration, une contre-indication majeure à l'emploi de moyens qui

n'arrivent à éteindre la sensibilité qu'après avoir
occasionné un trouble préalable dans ces mêmes
fonctions. Cette condition intermédiaire est un véritable effet morbide passager, qui, se combinant
avec celui des lésions existantes, pourrait dépasser
le but désiré. L'induction me paraît ici avoir des
bases légitimes. Je me suis montré jusqu'à présent
fidèle à ces conclusions dans toutes les circonstances analogues, et je dis volontiers, après M. le
professeur BOUISSON, que pour ces opérations la
méthode anesthésique n'est qu'un danger de plus.
J'adopte la même conduite pour la plupart des
opérations que je pratique sur la face, et en particulier sur la région buccale, dans l'arrière-bouche
et dans la partie supérieure des voies aériennes.
Si l'on tient compte, en effet, des difficultés que
l'on éprouverait, dans ces derniers cas, à continuer
l'inhalation des anesthésiques pendant la manœuvre
opératoire, des inconvénients qu'il y aurait à voir
le malade reprendre sa sensibilité avant sa délivrance complète, et surtout de l'écoulement sanguin
qui peut se faire jusque dans la cavité des bron-
ches, le liquide étant aspiré par le sujet, on ne
pourra, ce me semble, qu'adopter le même sentiment.

Je n'ignore pas que MM. GERDY, AMUSSAT, VEL-
PEAU et d'autres chirurgiens n'ont point trouvé
dans ces réflexions une raison suffisante pour exclure

de ces sortes d'opérations l'anesthésie préventive.
Je connais encore les faits publiés par M. MICHEL,
agrégé de la faculté de médecine de Strasbourg, et
qui nous apprennent que M. le professeur SÉDILLOT
a suivi jusqu'à présent avec succès une conduite
opposée à celle que nous paraît commander la prudence. Néanmoins, jusqu'à plus ample informé,
j'adopte comme étant l'expression entière de ma conviction, le jugement ainsi formulé par M. BOUISSON :
« En pareille matière, dit ce professeur, il faut
moins considérer l'absence de tout exemple de mort
que la possibilité rationnelle de sa production.
Supposez le sommeil anesthésique profond et porté
jusqu'à l'abolition des mouvements réflexes ; supposez une hémorrhagie abondante comme celle que
peuvent produire l'ablation de certains polypes,
l'excision d'amygdales très vascularisées, nul doute
que, malgré l'opercule épiglottique, le sang ne
puisse couler dans l'ouverture supérieure du larynx et
ajouter une cause efficace et directe d'asphyxie chez
l'opéré, que l'action propre des inhalations n'a déjà
que trop disposé à cette complication..... Si l'on
ajoute à cette considération que pour exécuter de
pareilles opérations, le chirurgien a particulièrement
besoin du concours actif du malade; que celui-ci doit
garder une attitude qu'il serait difficile de lui faire
observer; que la manœuvre doit être interrompue
quelquefois pour permettre au patient de se débar-

rasser par l'expuition des matières muqueuses et sanguinolentes qui gênent les fonctions ou masquent les parties, on sera naturellement amené à penser que pour la catégorie d'opérations qui nous occupent, l'anesthésie offre plus d'inconvénients que d'avantages, et qu'en conséquence elle est formellement contre-indiquée (1). »

2° Extirpation d'un kyste développé dans l'épaisseur du scrotum.

Le 27 décembre 1845, il entra dans le service dont nous étions chargé à l'hôpital St.-Éloi, un homme de l'Ariège, âgé de 54 ans, portant depuis environ neuf ans une tumeur dans la partie latérale droite du scrotum. Cette tumeur dont l'étiologie était fort obscure et qui avait à peine attiré, dès le début, l'attention du malade, s'était développée d'une manière graduelle, et depuis trois ans, conservait le même volume qui présentait vingt-deux centimètres de circonférence. Plusieurs médecins avaient diagnostiqué un sarcocèle, et l'un d'eux avait remis au malade une note consultative rédigée dans cet esprit.

---

(1) F. Bouisson, *Traité de la méthode anesthésique*, p. 445 *et passim*.

Un examen attentif éloigna de nous une pareille pensée. La tumeur déterminait quelques souffrances, mais le caractère des douleurs et leur siége principal démontraient que le poids de la tumeur, la distension des parties et le tiraillement du cordon spermatique en étaient les seules sources. La douleur intermittente et lancinante qui se lie aux dégénérescences cancéreuses n'avait jamais apparu, et lorsque le malade gardait le repos, la tumeur n'était réellement pour lui qu'une cause d'embarras. En outre, le poids du scrotum était loin d'égaler celui d'un sarcocèle aussi volumineux, et si le doigt reconnaissait dans la lésion une dureté assez considérable et quelques inégalités, ces symptômes pouvaient aussi bien être rattachés à la présence d'un kyste très ancien et dont les parois étaient denses, résistantes et en partie cartilagineuses. Un dernier motif péremptoire pour repousser le diagnostic précédemment adopté, était déduit de la possibilité de saisir assez distinctement le testicule que la tumeur refoulait à gauche et en haut, et qui paraissait libre dans une cavité indépendante de celle qui renfermait la tumeur. Enfin, lorsque sous l'impression du froid, le scrotum se rétractait énergiquement (et, vu la rigueur de la saison, il suffisait de découvrir le malade pour observer ce phénomène), on remarquait que la tumeur semblait comme surajoutée aux bourses, qu'elle déprimait dans le point de

contact, mais sans pénétrer dans leur cavité. Il est
inutile d'ajouter qu'il n'y avait aucune trans-
parence.

Partant de toutes ces données d'une observation
minutieuse et plusieurs fois réitérée, et ayant égard
d'un côté à la légéreté de la tumeur, à l'isolement,
à l'indépendance complète de l'organe spermatique,
et d'un autre côté à la dureté, au défaut de trans-
parence, à l'inégalité de la surface de la lésion, je
diagnostiquai un kyste extra-vaginal, à parois fibro-
cartilagineuses, et je traçai en conséquence le plan
de l'opération que réclamait le sujet. L'évènement
démontra que nous n'avions pas été induit en erreur
par l'analyse clinique.

L'ancienneté du kyste, la dureté de ses parois
contre-indiquaient l'emploi des résolutifs dont l'action est toujours, du reste, si problématique dans ces
sortes de maladies. La ponction n'aurait été qu'un
moyen palliatif et l'injection vineuse ou iodée ne
pouvait inspirer qu'une confiance médiocre, d'après
l'idée que nous avions conçue de l'organisation
de la poche. Attaquer la tumeur avec l'instrument
tranchant, l'enlever en entier, si aucun obstacle
imprévu ne se présentait, tel fut le plan opératoire
qui nous parut le plus rationnel, le plus expéditif
et que nous mîmes à exécution. Seulement, avant
d'y procéder, nous pratiquâmes une ponction à l'aide
d'un petit trocart explorateur.

Nous avons l'habitude de faire cette petite opération préalable dans tous les cas où il peut rester
le moindre doute sur la véritable nature de la tumeur dont nous avons résolu l'incision ou l'extirpation. Cette conduite est sans inconvénient,
puisque, si l'on rencontre une tumeur de nature
maligne, l'on a recours immédiatement à l'ablation; mais elle peut avoir de grands avantages
en permettant l'issue de quelque liquide et en
fournissant de nouveaux signes qui viennent modifier
le diagnostic. Nous avons vu, par exemple, assez
souvent une ponction exploratrice révéler une hydrocèle vaginale là où l'on avait soupçonné un sarcocèle. En 1835, un chirurgien, dont le mérite est
incontesté, attaque avec le bistouri une tumeur
scrotale considérable qu'il nous disait être de nature
maligne et qu'il voulait amputer. Une large incision
divise d'abord les téguments depuis le bord interne
du pli de l'aine jusqu'à la base de la tumeur, et
ensuite couche par couche les tissus sous-jacents.
Tout-à-coup un flot de liquide d'un jaune brunâtre
s'échappe par un des points de l'incision, et laisse
à nu la cavité d'une simple hydrocèle vaginale.
On fit suppurer l'intérieur de cette cavité, mais le
malade n'obtint la guérison qu'au prix de longues
souffrances, d'une suppuration épuisante et d'une
cicatrice difforme et noueuse. Une ponction exploratrice aurait prévenu cette erreur de diagnostic et

ses fâcheuses conséquences, en même temps qu'elle aurait servi à pratiquer une injection qui aurait entièrement suffi pour une cure radicale (1).

Chez notre malade, nous fîmes la ponction avec un trocart très délié, dans l'intention de ne pas évacuer entièrement le liquide que pouvait renfermer la tumeur et de lui conserver cette rénitence qui rend la dissection et l'énucléation si faciles. Mais la canule ne donna issue à aucune matière, ce qui fit naître des doutes dans l'esprit de quelques assistants, qui revinrent à l'idée d'un sarcocèle. Cette circonstance n'ébranla cependant pas la conviction que nous avions basée sur toutes les considérations déjà exposées. Nous ajoutâmes seulement que le kyste devait renfermer quelque substance demi-fluide, sirupeuse, qui ne pouvait s'engager dans la lumière trop étroite de la canule.

L'extirpation fut pratiquée par les procédés ordinaires et sans aucune difficulté. La cavité vaginale fut respectée. Une portion de peau circonscrite entre deux incisions semi-elliptiques fut emportée avec la tumeur, afin de remédier à la flaccidité consécutive du scrotum et de favoriser la réunion immédiate : cette dernière fut obtenue à l'aide de quatre points de suture et de quelques bandelettes agglutinatives.

_____

(1) Ce fait a déjà été publié dans une thèse présentée à la Faculté de médecine.

Le douzième jour, la guérison était complète. — L'examen de la partie enlevée démontra la présence d'un kyste plein de matière mélicérique et dont les parois, généralement très résistantes, offraient dans certains points la consistance cartilagineuse.

Parmi les nombreuses causes qui peuvent induire en erreur le chirurgien dans le diagnostic et le traitement des tumeurs de toute nature, il faut signaler cette uniformité d'aspect, cette analogie de contours qu'imprime à ces lésions la région même qu'elles occupent. La manière dont les tissus normaux se prêtent au développement de la tumeur, l'arrangement qu'affecte l'ensemble des parties, établissent des ressemblances contre lesquelles il faut se tenir en garde. Au pli de l'aine, à l'aisselle, dans le scrotum, dans les fosses nasales, etc..., les tumeurs anormales doivent à leur siége d'offrir des symptômes communs et quelquefois identiques; les fonctions sont gênées ou abolies à peu près de la même manière, le soulèvement des tissus s'offre sous le même aspect, et il faut une analyse plus sévère pour pénétrer la vérité.

J'ajouterai qu'une cause très fréquente d'erreur provient de ce que certaines régions sont plus ordinairement le siége d'une espèce de tumeur et n'en portent que plus rarement d'une autre espèce. Sous l'influence de cette notion pathologique, naît une

6

prévention fâcheuse , qui entraîne l'esprit dans l'établissement *à priori* d'un diagnostic mal fondé. Ainsi , une tumeur des fosses nasales fait penser à un polype , celle du sein à une lésion cancéreuse , celle du pli de l'aine à une hernie ou à un abcès par congestion , celle des bourses à un sarcocèle ou à une hydrocèle vaginale , etc. Nous pourrions consigner ici plusieurs faits instructifs dont nous avons été le témoin et dans lesquels cette préconception théorique a occasionné de funestes méprises.

Nous avons vu , par exemple , des efforts d'arrachement dirigés contre une tumeur intrà-nasale, qui dépendait du simple développement d'un abcès dans l'épaisseur de la cloison.

Nous avons assisté à la dissection longue et laborieuse d'une tumeur sous-musculaire de la région du sein , qui se trouva formée par un abcès froid.

Le 8 décembre 1837 , nous avons recueilli dans la pratique du professeur SERRE , l'histoire d'une demoiselle de 22 ans , qu'un médecin d'une ville voisine adressait à ce chirurgien , en le priant de lui extirper une loupe qu'elle portait sur le crâne. Un examen attentif fit reconnaître une véritable encéphalocèle qui s'était opérée à travers la fontanelle antérieure non ossifiée , et l'on renvoya la malade en lui conseillant de recouvrir la tumeur d'une calotte protectrice.

Le 19 avril 1838 , M. le professeur LALLEMAND

appelle ses collègues MM. DUBRUEIL, DELMAS et
SERRE auprès d'un nommé OLIVIER, couché au
Nº 5 de la salle des civils, à l'hôpital Saint-Eloi,
sur lequel il allait pratiquer le débridement d'une
hernie inguinale gauche, que l'on supposait étranglée. — Un examen attentif de la tumeur fait naître
des doutes et l'on renvoie l'opération. — Les suites
démontrèrent qu'il s'agissait simplement d'une tumeur inflammatoire qui guérit après suppuration.
L'erreur du premier jugement avait sa source dans
la coïncidence d'une véritable hernie intestinale du
même côté, et d'accidents nerveux hystériformes
auxquels le malade était sujet. La hernie ayant été
réduite par l'élève interne à l'arrivée du malade,
on avait conclu de la persistance des symptômes
nerveux généraux, à l'étranglement de l'intestin
dans la cavité abdominale par le collet du sac.

Enfin, dans le *Bulletin Médical du Midi* (1),
nous avons déjà publié le fait très remarquable que
nous avait fourni la pratique de M. le docteur FON-
TAINES et qui fut l'objet d'une série d'erreurs de la
part de plusieurs chirurgiens fort habiles. Un homme
de 45 ans portait à l'aine gauche une tumeur réductible qui fut successivement traitée comme une hernie
intestinale, comme une hernie épiploïque, comme
une masse tuberculeuse et qui, en définitive, se

(1) Tom. III, pag. 550, 1837.

trouva constituée par un cancer encéphaloïde, dont l'inflammation et l'ulcération provoquées par le traitement, amenèrent rapidement la mort du sujet (1).

Ces faits, auxquels il ne serait malheureusement que trop facile d'en ajouter un grand nombre d'autres semblables, démontrent combien sont dangereuses, dans les moindres détails de la pratique médicale, les préoccupations, les hypothèses qui arrivent les premières à l'esprit et que semblent légitimer l'expérience des choses passées. — Il faut donc, ainsi que nous l'avons longuement développé dans notre Discours sur les Principes de l'Enseignement Clinique, il faut, pour demeurer dans la véritable voie, considérer chaque fait morbide comme constituant à lui seul un nouveau problème dont il fournit aussi seul tous les éléments. L'expérience et la science déjà acquises ne donnent que la méthode qui apprend à découvrir ces derniers et l'induction qui les interprète et les féconde. Les résultats obtenus par l'observation présente sont le point de départ bien connu, bien déterminé des diverses opérations mentales qui, s'appuyant sur les comparaisons et les analogies, conduisent à l'application de notre art en dehors de toute conception hypothétique.

---

(1) M. P. CAFFORT, de Narbonne, a rapporté des faits analogues dignes d'être médités dans la *Revue médicale* et dans sa *Thèse* de concours sur la Certitude en Chirurgie.

§ II.

Kystes synoviaux tendineux guéris par une opération.

Des tumeurs parfaitement circonscrites, mobiles se développent dans les bourses séreuses des tendons et présentent, dans un siége limité, l'accumulation d'une humeur analogue à celle qui en lubrifie habituellement les parois. On les connaît vulgairement sous le nom peu convenable de ganglions. — Les connexions de ces kystes avec des tissus fibreux, les relations plus ou moins intimes qui les unissent aux tendons ont, à juste titre, préoccupé constamment les praticiens qui en poursuivent la cure radicale. Mais l'influence de cette préoccupation s'est manifestée par l'adoption d'une chirurgie généralement trop timide et dont l'expérience n'a pas légitimé les principes.

« Aux ganglions qui sont près les tendons et aux jointures ne faut toucher par ferrement, mais y appliquer ammoniac et galbanum dissoult en vinaigre et eau-de-vie. Aussi l'emplastre de Vigo, *cum mercurio duplicato;* et après avoir amolli, faut frotter et presser dessus tant et si fort qu'on rompe le kyst,

ce que j'ai fait par plusieurs fois (1). » Telle est la
sentence portée par A. PARÉ et acceptée pendant
longtemps comme l'expression de la règle la plus
sage. LOUIS, de l'Académie de chirurgie, parle de
l'écrasement par compression ou par percussion et
de la ponction avec une lancette. Il rappelle les deux
extirpations faites par WARNER, sans donner son
jugement sur ces opérations et sans rechercher s'il
n'y a rien de mieux à faire (2). S. COOPER ne voit
aucune opération intermédiaire entre la compression
et l'extirpation (3). Enfin, BOYER, après avoir mentionné les topiques résolutifs et la compression,
s'exprime en ces termes : L'ouverture du ganglion
peut être faite par une incision ou par une simple
ponction. Après avoir, par l'incision, complétement
débarrassé le kyste de l'humeur glaireuse qu'il
contient, on le remplit de charpie afin d'exciter
l'inflammation de sa surface et le développement
de bourgeons charnus, à la faveur desquels ses
parois contracteront des adhérences entre elles et
sa cavité se trouvera effacée. Cette opération, quoique simple, peut donner lieu à *des accidents inflammatoires graves;* d'ailleurs, elle ne procure pas

---

(1) Ambroise PARÉ, OEuvres complètes, t. 1, p. 357, édit.
de M. MALGAIGNE.

(2) Dict. de chirurgie communiqué à l'Encyclopédie, t. 1er,
p. 408, 1772.

(3) S. COOPER, trad. française, t. 1er, p. 525.

toujours la guérison radicale de la maladie : aussi est-elle rarement pratiquée (1).

L'expérience nous autorise aujourd'hui à faire appel du jugement porté par ce célèbre chirurgien, et les progrès récents de l'anatomie pathologique ont jeté quelques lumières sur la cause réelle des conséquences fâcheuses qu'il signale. Nous y reviendrons après avoir administré les preuves de l'innocuité du traitement par incision, lorsqu'il est convenablement institué (2). Nous avons déjà pratiqué cinq fois cette opération et constamment avec un plein succès. Trois de nos malades portaient leur ganglion sur l'avant-bras, un sur le dos du pied et le dernier à la partie interne et inférieure de la

---

(1) BOYER, *Traité des maladies chirurg.*, t. XI, p. 6, 4e édition.

(2) Si nous n'avions craint de reproduire des idées généralement acceptées, nous aurions fait intervenir dans ce travail des considérations anatomiques et anatomo-pathologiques sur le développement, la structure et les connexions des kystes synoviaux tendineux, et nous en aurions déduit des conséquences favorables à la méthode par incision. — Un autre point de vue de la question non moins intéressant, est celui qui se rapporte au mode, suivant lequel l'oblitération s'accomplit après l'ouverture du kyste. Il est curieux de poursuivre le travail de la nature jusqu'au moment où la cicatrisation se complète, sans qu'il en résulte aucun empêchement pour le glissement des tendons. Nous aurons l'occasion de revenir sur ce sujet à l'occasion des sections sous-cutanées. — En attendant, nous croyons devoir signaler d'une

cuisse. Les trois premiers cas ayant entre eux les plus grandes analogies, nous nous contenterons d'en citer un seul.

1° M. C..., officier d'infanterie, avait remarqué, vers l'année 1833, la présence d'une petite tumeur mobile et indolente sur la face dorsale de l'avant-bras, un peu au-dessous de l'articulation radio-carpienne ; on lui conseilla d'exercer quelques frictions sur cette tumeur, et enfin de la comprimer, ce qui produisit en effet la guérison. Dix ans après, sans cause connue, une tumeur semblable se développa à peu près sur le même siége et prit graduellement un volume assez considérable pour gêner la fonction du membre, malgré les résolutifs, les frictions, la compression qui lui furent vainement opposés. — M. C... entra à l'hôpital Saint-Eloi, en avril 1845, dans le service dont nous étions chargé en remplacement du professeur LALLEMAND.

La tumeur offrait le volume d'une petite noix, jouissait d'une mobilité assez considérable et était placée vers la fin de l'avant-bras sur le trajet des

---

manière toute particulière à l'attention du lecteur, l'exposé des principales lois de l'inflammation oblitérante, tracée avec autant de clarté que de logique dans une publication de M. le professeur ESTOR, intitulée : *De l'oblitération spontanée des cavités et des conduits naturels ou accidentels dans les maladies réputées chirurgicales*, 1846.

tendons des extenseurs. Elle était rénitente, irré-
ductible et douloureuse au toucher. Le malade se
refusait obstinément à ce qu'on exerçât la moindre
pression. Quelques jours de repos et l'application
d'émollients ayant diminué la sensibilité des parties, je procédai à l'opération. Je plongeai dans la
tumeur un bistouri à lame étroite et effilée qui
servit à faire une incision assez étendue pour permettre librement la sortie du liquide contenu et
l'entrée de corps étrangers dans la cavité. Des petits
bourdonnets de charpie, liés par un fil, furent in-
troduits dans la partie la plus profonde du kyste.
Ils furent retirés et renouvelés le quatrième jour.
Les pansements ultérieurs eurent lieu suivant les
règles ordinaires, et rien ne vint entraver la marche
naturelle de la cicatrisation, qui fut complète au
vingt-cinquième jour, avec intégrité de toutes les
fonctions du membre.

Les deux autres faits d'incision de kystes anti-
brachiaux sont semblables au précédent. Je dois
noter seulement, pour l'un d'eux, que j'eus recours
aux irrigations continues d'eau froide pendant deux
jours, afin de prévenir un excès d'inflammation qui
me paraissait imminent.

2° Le nommé Joseph FAVIER, soldat du 13me
régiment d'infanterie légère, portait une petite tumeur ovoïde siégeant sur le dos du pied vers l'extré-

mité postérieure du cinquième métatarsien ; cette
tumeur était molle sans présenter une fluctuation
marquée ; elle s'était développée à la suite de longues marches faites avec une chaussure mal disposée
et qui comprimait spécialement ce point de la région
pédieuse. Ce militaire ne pouvant continuer son
service, entra à l'hôpital St.-Éloi le 28 août 1849.

Après avoir reconnu tous les caractères des kystes
tendineux, j'incisai la tumeur le 30 août, et donnai
issue à une matière cristalline, transparente, d'une
consistance égale à celle d'une solution gommeuse.
La poche ayant été entièrement évacuée, je procédai au pansement d'après les règles indiquées dans
l'observation précédente. Il ne se manifesta aucun
accident ; l'inflammation fut modérée, la suppuration convenable. Enfin, la cicatrisation régularisée
par quelques cautérisations avec le nitrate d'argent,
amena l'oblitération de la poche, et FAVIER, parfaitement guéri, sortit de l'hôpital le 20 septembre 1849.

3° NOGUEZ-GRAT, soldat du 13me régiment d'infanterie légère, portait depuis quatorze mois une
tumeur molle et rénitente à la partie inférieure et
interne de la cuisse, sur le trajet des tendons des
muscles demi-tendineux, demi-membraneux et droit
interne. Cette tumeur s'était, sans cause appréciable,
développée lentement et sans douleur. Mais ac-

tuellement son volume était un obstacle à la libre extension de la jambe sur la cuisse, et la marche en était considérablement gênée : en conséquence, ce militaire fut envoyé à l'hôpital St-Eloi et admis dans notre service le 21 octobre 1849.

Afin de donner au diagnostic toute la certitude désirable, nous pratiquâmes d'abord une ponction exploratrice avec un trocart très délié. Il s'écoula quelques gouttes d'un liquide tout-à-fait semblable à celui des ganglions ordinaires et dont la nature ne permettait plus aucun doute. Aussi, nous pratiquâmes immédiatement et sans rencontrer de difficultés, l'opération précédemment décrite.

Malgré nos recommandations expresses, le malade, n'éprouvant plus aucune gêne, crut qu'il pouvait user de son membre, échappa à toute surveillance, resta debout et marcha pendant quatre heures le jour même de l'opération. —Cette imprudence n'eut pas heureusement les suites fâcheuses que nous étions en droit de redouter. Cependant, dès le lendemain, le malade accusa quelques souffrances; il y avait de la rougeur et de la tension autour de la plaie ; l'extension était douloureuse et la jambe restait dans la demi-flexion. L'application de vingt sangsues, des topiques émollients et narcotiques ramenèrent le calme au bout de vingt-quatre heures; quelques onctions avec une pommade mercurielle et belladonée achevèrent la résolution. Les parties

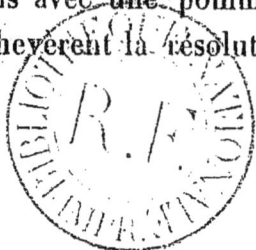

BIBLIOTHÈQUE R. F. NATIONALE

revinrent à leur souplesse normale ; le genou reprit
la liberté de ses mouvements ; la cicatrisation marcha
avec une grande rapidité , et elle touchait à son
terme , lorsque nous rendîmes la direction du service à M. le Professeur Bouisson (1).

Pour faire mieux encore ressortir la simplicité de
l'incision et de ses conséquences dans la thérapeutique des kystes tendineux , je mettrai en regard de
mes observations celle d'un ganglion , traité par un
chirurgien fort habile , mais qui crut devoir adopter
une conduite différente.

4° Loriol (Augustin), 24 ans , soldat au 66° régiment d'infanterie , entre le 7 mai 1836 à l'Hôtel-
Dieu de Nismes et est couché au N° 14 de la salle
St.-Henri. Loriol nous apprend qu'il y a trois ans
environ , il éprouva au pied droit une entorse
violente qui exigea l'application de sangsues et un
repos prolongé. A partir de ce moment, il survint
sur le côté externe du dos du même pied une tumeur
ovoïde , allongée d'avant en arrière et qui présente
au moment de notre examen le volume d'une noix
ordinaire. Depuis son accident, le malade est inca-
pable de faire un service actif et séjourne presque
continuellement dans les hôpitaux. Il aurait été

---

(1) Les détails de ces deux dernières observations ont été
recueillis par M. Moutet, chef de clinique chirurgicale.

présenté pour la réforme, si son métier de tailleur n'avait permis de l'utiliser dans la compagnie des ouvriers hors rang.

Un grand nombre de moyens avaient été employés ; on avait surtout insisté sur l'usage de quelque pommade iodurée et sur la compression à l'aide d'une lame de plomb. Ces essais n'ayant amené aucun changement, et la marche étant pénible et douloureuse, LORIOL réclame instamment une thérapeutique plus active ; il obtient, pour ce motif, d'être évacué de l'hôpital du Pont-St-Esprit sur celui de Nismes.

On veut d'abord obtenir l'écrasement de la tumeur par une compression énergique que l'on exerce à plusieurs reprises, soit directement avec les doigts, soit avec l'aide d'une petite planche très épaisse. Ces tentatives n'ayant aucun succès, on se sert d'un maillet et on percute vivement le ganglion qui résiste encore à cette nouvelle épreuve. Dès-lors, on renonce à ces procédés et l'on s'arrête à l'idée de provoquer l'inflammation et la suppuration de la tumeur, sans la soumettre au contact de l'air. En conséquence, le 8 mai, application d'un premier vésicatoire sur le ganglion ; le 9, excision de l'épiderme soulevé et application d'un second vésicatoire ; le 10, ablation d'une couche albumineuse qui recouvrait la plaie, et troisième application semblable.

Sous l'influence de ces moyens, le pied devient le siége de souffrances vives et d'un gonflement considérable. Les vaisseaux lymphatiques s'enflamment et se dessinent sous la forme de traînées rougeâtres jusqu'au pli de l'aine, dont les glandes s'enflent et sont douloureuses. On fait usage de sangsues, de topiques sédatifs, mais ces accidents ne sont entièrement dissipés que le 22. Le kyste a conservé le même volume et la même consistance. On veut essayer de nouveau la compression instantanée, mais chaque tentative réveille dans le talon et vers les malléoles une douleur si intense, que l'on reconnaît la nécessité d'y renoncer.

Enfin, le 29 mai, on se décide à appliquer sur la tumeur une traînée de potasse caustique liquéfiée; le lendemain on renouvelle cette application sur la première escarre obtenue, et on y revient encore le 11 juin. Trois jours après, l'élimination de la partie mortifiée donne issue à un liquide gélatineux, rougeâtre, et la tumeur s'affaisse graduellement. Des bourgeons charnus naissent du fond de la plaie, et la cicatrisation est achevée le 12 juillet. Le malade, conservant encore de la raideur dans tout le membre, quitte l'hôpital le 15, après un séjour de plus de deux mois.

Il suffit de comparer les divers résultats que nous venons de faire connaître, pour comprendre la

supériorité de l'incision directe sur toutes les autres
méthodes, et le peu de fondement des craintes
qu'elle a inspirées. Sans doute elle a pu quelquefois
s'accompagner d'accidents graves et justifier ainsi
les reproches que lui adresse BOYER ; mais à part
les dispositions individuelles qu'il faut toujours
prendre en si grande considération, lorsqu'il s'agit
d'apprécier les suites d'une manœuvre quelconque,
ne pourrait-on pas trouver ailleurs et en particulier
dans un diagnostic erroné, la raison de ces inconvénients ou de ces insuccès?

Nous avons vu, par exemple, un malade traité
depuis longtemps pour un ganglion de la région
dorsale du carpe et sur lequel le professeur SERRE
reconnut que la tumeur était formée par une véritable hernie de la synoviale articulaire. Dans la
flexion de la main sur l'avant-bras, cette tumeur
était rénitente et résistait à la pression ; dans la
position contraire, on pouvait l'effacer et la réduire
en entier. Ce caractère, joint à ceux que l'on dédui-
sait des connexions et de la position de la tumeur,
suffisait pour en rendre la nature évidente. M. SERRÈ
se contenta de prescrire une compression modérée
et continue. Si au lieu d'employer quelques remèdes
insignifiants, on avait opposé à ce prétendu ganglion
la méthode que je préconise, nul doute qu'il serait
survenu des accidents sérieux et peut-être mortels ;
mais la méthode opératoire n'aurait pas été respon-

sable de ces conséquences, le blâme remontant de droit au praticien. C'est toujours la démonstration de cet aphorisme de Louis : « Sans un diagnostic exact et précis, la théorie est toujours en défaut et la pratique souvent infidèle (1). »

Ces sortes de poches herniaires des membranes synoviales, bien étudiées par M. J. Cloquet, peuvent se rencontrer au voisinage de la plupart des articulations. Nous en avons observé un exemple dont les caractères étaient très évidents et dont le siége était un peu au-dessus et en dehors de la rotule. Dans le diagnostic de ces tumeurs, la confusion est d'autant plus facile pour le chirurgien, qu'elles dépendent d'une articulation moins lâche et moins volumineuse. On conçoit en effet que la hernie de la synoviale du genou, du coude-pied, de l'épaule, etc., soit plus aisément réductible, en raison de la facilité avec laquelle le liquide synovial est repoussé dans une cavité plus spacieuse que celle de la tumeur elle-même. Mais si la hernie a son point de départ dans une articulation étroite et serrée, ses qualités se rapprochent de celles du véritable ganglion; il y a quelquefois même irréductibilité absolue. C'est ce que nous avons observé sur un de nos malades, qui portait une tumeur semblable au

---

(1) Louis, *Mémoire sur les tumeurs fongueuses de la dure-mère.*

bord radial de la première articulation phalangienne de l'index.

Un chirurgien attentif pourra, du reste, trouver ordinairement, dans les circonstances concomitantes, les bases du véritable diagnostic. Notons seulement qu'il peut arriver que l'irréductibilité ne tienne pas à ce que la cavité articulaire n'est pas assez ample pour loger le liquide qui distend la tumeur, mais bien à ce que la hernie, communiquant dès son origine avec l'articulation, s'en est isolée peu à peu, en est devenue tout-à-fait indépendante, ou ne lui est unie que par un pédicule étroit et imperméable. Cette organisation, que M. VIDAL de Cassis a très bien indiquée, range dès-lors ces sortes de tumeurs dans la catégorie des ganglions ordinaires et fournit les mêmes indications.

Nous avons démontré par des faits que l'incision pouvait utilement intervenir dans le traitement des véritables kystes tendineux, et que certains chirurgiens l'avaient à tort frappée de réprobation. Ce n'est cependant pas un motif pour nous de repousser tous les autres moyens indiqués par les auteurs. On peut, on doit même d'abord recourir aux résolutifs, à la compression, que nous avons vu nous-même réussir sur plusieurs malades. On peut tenter la ponction directe ou sous-cutanée, dont le moindre inconvénient sera de permettre la récidive ; mais nous pensons que l'incision est indis-

7

pensable lorsque les kystes ont des parois épaisses ou renferment des concrétions hordéiformes, et nous la préférons dans tous les cas aux caustiques, au séton et à l'extirpation qui s'accompagnent de plus de dangers. Chose singulière! les chirurgiens qui ont rejeté l'incision, tels que Louis, Boyer, S. Cooper, ne font aucune difficulté de conseiller l'extirpation radicale, comme si cette dernière opération n'était pas plus redoutable par ses conséquences immédiates et ultérieures (1). Assurément, si l'on compare sans prévention toutes les données fournies par l'expérience sur ce sujet, on n'hésitera pas, en ce qui concerne l'extirpation, à conclure, avec M. Velpeau, qu'il serait sage de proscrire définitivement cette opération de la pratique.

Notre but sera rempli, si à côté du jugement porté par cet éminent chirurgien, nous avons établi les bases d'une opinion plus favorable au traitement par incision, et si nous avons aidé à rendre plus évidentes l'innocuité, en même temps que la puissance de cette méthode opératoire.

---

(1) Boyer, *loc. citat.*, pag. 7. — S. Cooper, tom. 1er, pag. 525.

TROISIÈME MÉMOIRE.

DES TUMEURS STERCORALES

ET DES DIVERS ÉTATS MORBIDES QUI S'Y RAPPORTENT.

C'est sans doute énoncer une vérité bien vulgaire que d'appeler le tube gastro-intestinal un des appareils les plus importants de notre économie, et de signaler l'obligation continue qui nous est imposée d'en surveiller les moindres dérangements. Il n'est que trop démontré cependant, au médecin réfléchi, par l'étude et la pratique de notre art, qu'il y a urgence à chaque instant de rappeler cette même

vérité dans les cas nombreux où elle est complètement méconnue. Je ne veux pas ici faire allusion
aux infractions, si souvent et si universellement
commises, des lois de l'hygiène. Les règles d'une
bonne direction prophylactique de la digestion, sont
condamnées à rester dans notre code à l'état de
formules stériles, que l'on ne prend guère en considération qu'après l'invasion du mal et lorsque la
thérapeutique vient réclamer ses droits d'initiative.
Je n'envisage que les états morbides déjà établis,
et je crois à l'utilité de dire avec insistance qu'il
est un grand nombre de troubles fonctionnels et
organiques du canal digestif, ne se révélant au
dehors que par des manifestations insidieuses, et
aboutissant d'une manière latente à des conséquences
qui ne trahissent pas leur origine.

C'est peut-être à cause de l'énergie ordinaire des
réactions sympathiques ou symptomatiques, provoquées par les maladies aiguës de cet appareil, que
l'on néglige ses états morbides latents, non moins
redoutables par leurs résultats définitifs. Les inflammations intestinales ont pu fournir une base spé-
cieuse à tout un système nosologique, et les affections d'une autre nature, accusant le même siége,
ont disparu un moment devant celles-là ou ont
complétement été absorbées par elles. Il s'ensuit
une lacune dont l'effet fâcheux ne se fait que trop
sentir en théorie comme en pratique. Certes, on

ne saurait le contester *à priori*, l'appareil intestinal
doit être exposé à des viciations fonctionnelles,
analogues à celles que l'on rencontre dans tout
autre point du système. Partout où nous trouvons
en jeu les fonctions simples ou mixtes qui appartiennent à l'être organisé, telles que les diverses
circulations, les innervations ganglionnaire et cérébrale, l'absorption, les sécrétions, les excrétions,
la locomotion, etc. ; partout nous concevons des
désordres se rattachant à chacune de ces fonctions
et offrant des modes différents, multiples ou combinés, d'une délimitation plus ou moins facile et
que le médecin doit s'efforcer de saisir avec le plus
de rigueur. Chacun de ces actes vitaux peut être
exalté ou diminué au-delà des degrés physiologiques,
chacun peut être vicié dans sa nature.

Sans doute, il ne nous est pas fréquemment donné
de pouvoir remonter jusqu'à l'altération initiale, de
discerner avec précision, d'isoler exactement la
fonction spécialement atteinte et qui frustre le reste
de l'appareil de son intervention régulière. Tout est
trop bien lié pour un but commun dans notre
économie. Il existe entre tous ses actes une corréla-
tion, une dépendance et une réciprocité d'influences
trop parfaites, pour que notre analyse puisse toujours
pénétrer bien avant et jeter une lumière suffisante sur
l'enchaînement d'une cause avec une série d'effets.
Néanmoins, le devoir du médecin est de se raidir

contre la difficulté du problème. Ses efforts n'aboutiraient-ils qu'à poser des jalons pour guider les futurs observateurs, qu'à établir nettement les véritables *desiderata* de la science, ce sera toujours réaliser un progrès. Mais pour ne pas s'égarer dans une semblable carrière, il faut qu'il sache bien séparer ce qu'il voit de ce qu'il ne fait qu'entrevoir; il faut qu'il se prémunisse contre la perspective trompeuse que notre imagination place souvent au bout de la route frayée par les observations ou les expériences bien ordonnées.

Je le répète, le tube intestinal n'a pas le privilége de n'être passible que d'une seule modification morbide. L'irritation et l'inflammation sont loin d'en expliquer toutes les souffrances, et la thérapeutique reste impuissante en nos mains, quand nous n'accordons bon accueil qu'à des systèmes exclusifs. La réaction en faveur des idées plus larges et plus fécondes que nous puisons dans les livres des anciens, s'opère tous les jours et manifeste son heureuse influence. Le fait morbide est beaucoup mieux étudié en lui-même, en dehors de toute hypothèse. Les divisions dichotomiques qui n'admettaient que le plus ou le moins dans l'action vitale, qui ne considéraient que la *quantité*, ont fait place à une distinction plus vraie, plus méthodique des maladies dont on s'occupe surtout de discerner la *qualité*. Aussi, dans l'énumération des

maladies du tube digestif, à côté de la gastro-enté-
rite que nous ne saurions méconnaître, nous
plaçons les affections rhumatismales et catarrhales ;
les états bilieux, nerveux, spasmodiques, sympathiques, les troubles de la sécrétion, de la mobilité,
de la sensibilité, l'épuisement et la viciation des
forces, etc... etc... Nous acceptons, par exemple, avec reconnaissance, les observations de STOLL
sur les coliques rhumatismales, en même temps
que les observations de BARTHEZ sur les coliques
nerveuses (1).

Les causes qui peuvent engendrer les maladies
sont, pour le tube digestif en particulier, si nombreuses et si variées, qu'il règne dans leur étiologie
une confusion qui nuit essentiellement aux progrès
et à la certitude du diagnostic. Cette confusion est
encore augmentée par la manière latente et insidieuse dont se produit ordinairement l'invasion.
Sans manifestation extérieure bien appréciable, ou
sous des formes insignifiantes, se préparent et
s'effectuent dans l'innervation, la circulation capillaire, l'exhalation, etc., des troubles, qui ne sont
ni prévus, ni redoutés, ni combattus d'une manière opportune. Des causes peu évidentes, mais
toujours en action et non susceptibles d'interruption

---

(1) STOLL, *Ratio medendi.* — BARTHEZ, *Mémoire de la
société médicale d'émulation*, t. 3, p. 401.

entretiennent et accroissent ce désordre intime jusqu'à ce que l'organisme essaie quelque réaction
énergique, ou dénonce sa souffrance et la con-
somption qui le mine, par des symptômes expressifs.

Mais il est alors difficile de porter la lumière au
milieu de ces altérations multiformes, organiques
ou fonctionelles, dont le tube digestif devient le
théâtre et le point de départ. Que de causes d'erreur
pour le médecin qui n'aborde pas ces états chroniques avec le secours d'une analyse rigoureuse!
Remonter à la source véritable et quelquefois loin-
taine de tous les accidents qu'on observe, récapituler
tous les symptômes dans leur ordre d'apparition et
de subordination, séparer au milieu d'eux les actes
morbides purement sympathiques, de ceux qui sont
dus à la lésion idiopathique de l'appareil; distinguer exactement l'influence des agents externes
d'avec ce qui tient à la succession régulière des
phénomènes morbides ; se tenir en garde contre les
théories préconçues, contrôler et rectifier au besoin
les jugements de ses confrères ou de son malade, et
enfin aboutir à des conclusions logiques et appli-
cables : tel est le rôle complexe qu'imposent au
médecin les maladies chroniques, et par-dessus
toutes, les maladies chroniques du tube intestinal.

Depuis longtemps, nous avons fixé notre attention sur ce point de la pathologie, et nous devons

l'avouer, nos recherches nous ont mis en présence
d'un grand nombre de questions obscures et imparfaitement résolues. Quelles sont les conséquences
positives qui résultent pour les organes digestifs et
pour leurs fonctions, des maladies qui leur sont en
apparence les plus étrangères, de la diète plus ou
moins prolongée, de tel régime particulier, du repos
au lit, de l'inertie des organes locomoteurs, des
diverses professions, etc....? Comment les dispositions variées de tout l'organisme viennent-elles
modifier les mouvements des intestins, leur sensibilité, la sécrétion de leurs glandes propres ou des
appareils qui leur sont annexés? Comment l'état
et le jeu particulier du tube digestif viennent-ils à
leur tour influencer les maladies dont ils dépendent? Enfin, quel est le fil conducteur qui dirigera
le médecin dans cette inextricable combinaison de
causes et d'effets morbides, et qui le conduira à une
pratique rationnelle et fructueuse?

Les circonstances favorables dans lesquelles nous
nous sommes trouvé, nous ont permis de faire une
ample récolte d'observations de maladies de toute
espèce. Habitués, dans l'intérêt de notre propre
instruction, à commenter chacune d'elles, et à chercher dans les auteurs et dans les comptes-rendus des
observations des autres, la lumière qui pouvait
nous éclairer dans nos interprétations, nous n'avons
pas toujours rencontré la solution des difficultés

qui s'offraient à notre esprit dans l'étude des maladies intestinales chroniques. S'il est vrai que des
travaux justement estimés et dont nous sommes le
premier à reconnaître l'importance, aient éclairé
isolément certaines parties du sujet, il ne l'est pas
moins qu'il reste encore à désirer une œuvre d'ensemble et de coordination où se trouvent repré-
sentés les faits nombreux et variés qui ressortissent
à cette partie de l'art de guérir. Des études et des
réflexions qu'elle nous a inspirées, nous détachons
aujourd'hui un chapitre que nous insérons dans ces
Mémoires. Quoique la question chirurgicale y soit
prédominante, on verra qu'à son occasion surgissent
toutes les difficultés du sujet. Peut-être même elle
est, plus que toute autre, susceptible de démontrer
combien il est facile de prendre le change sur les
causes, sur la nature du mal et sur les effets des
remèdes. — Nous exposerons d'abord quelques faits
qui serviront à notre argumentation et dont l'ensemble nous permettra d'arriver plus facilement aux
déductions instructives qu'ils renferment.

1º Un homme âgé de 55 ans, autrefois ouvrier
maçon et depuis quelques années attaché à une
ferme des environs de Nismes, doué d'un tempérament lymphatique, avait été affecté dans son
jeune âge d'une petite vérole confluente qui a laissé
de nombreuses traces, et n'avait présenté aucune

autre maladie sérieuse. En 1843, commença à se manifester la série des symptômes dont nous allons donner le résumé, d'après les détails, du reste un peu obscurs, fournis par le malade.

En septembre 1843, apparurent des douleurs dans différentes parties du corps, spécialement dans les articulations du bras gauche, avec fièvre et gonflement des articulations affectées. Cette première maladie touchait à son terme, lorsqu'une exposition prématurée à un froid humide, détermina un catarrhe pulmonaire fort intense dont le malade ne fut entièrement délivré qu'au printemps suivant. Mais alors éclatèrent d'autres symptômes ayant le tube digestif pour point de départ. Pendant les maladies précédentes, le sujet avait gardé une diète assez sévère et prolongée ; on avait appliqué des sangsues à plusieurs reprises et deux vésicatoires, l'un au bras gauche, et l'autre sur la poitrine. Il était survenu un affaiblissement considérable.

Lorsque le malade voulut reprendre son régime ordinaire, lequel consistait surtout en légumes et en viandes salées, il éprouva des troubles digestifs nombreux et de nature fort diverse. Tantôt l'ingestion des aliments était suivie d'un malaise général et d'un vomissement soudain qui ramenait le calme ; tantôt la tolérance existant du côté de l'estomac, c'était l'intestin qui devenait le siége de douleurs plus ou moins vives, et ces douleurs ne recevaient quelque

amendement qu'après une évacuation lientérique.
D'autres fois, des gaz soulevaient l'épigastre et les
hypocondres et donnaient lieu à de la suffocation et
à une vive anxiété, jusqu'à ce qu'une éructation
bruyante et copieuse en eût délivré le malade. Il y
avait des alternatives de diarrhée et de constipation
opiniâtres. Un régime plus convenable ne produisit
aucun changement avantageux ; les vomissements
persistèrent et finirent par dominer la scène morbide.

Sous l'influence de cet état et du découragement
profond qui en était la conséquence, le malade en
vint à redouter les aliments et à ne prendre que
quelques légers bouillons et des boissons lactées. Les
forces s'épuisèrent, la maigreur se prononça davantage et de temps en temps il se manifesta quelques
mouvements fébriles. — Le malade était depuis deux
mois dans ce misérable état, lorsqu'il fut admis dans
le service de la Clinique Médicale de l'hôpital
St.-Eloi, le 9 avril 1845. L'interne de la salle
ayant constaté la présence de quelques tumeurs
vers les fosses iliaques, le renvoya immédiatement
dans le service chirurgical.

A notre première visite, le malade nous présente
la formule de plusieurs remèdes qui lui avaient été
prescrits et qui avaient tous été évidemment inspirés
par l'idée d'une lésion organique de l'intestin et
probablement d'une lésion cancéreuse. A part les
désordres fonctionnels signalés plus haut, nous

constatons dans des points différents de l'abdomen
trois tumeurs, approchant de la grosseur d'un œuf,
et deux autres plus petites, toutes, d'ailleurs, dures,
résistantes et donnant lieu à des douleurs dont on
augmente l'intensité par la pression. Quatre de ces
tumeurs ont pour siége des points correspondants
au trajet du colon, trois à droite et une à gauche
près de l'S iliaque. La cinquième tumeur qui du
reste est la moins volumineuse, est plus centrale et
est située un peu au-dessous de l'ombilic. La percussion donne un son mât au niveau des saillies, et
un son humorique dans les environs.

Nous ne pouvons obtenir sur l'époque de l'apparition de ces tumeurs et sur leur progrès que des
renseignements insuffisants. Leur sensibilité est très
variable, quelquefois très exaltée. Quand elles deviennent douloureuses, le malade éprouve une
angoisse extrême ; il tient le corps courbé en avant,
afin de relâcher les muscles abdominaux, et n'ose
se livrer à aucun mouvement. Il nous assure n'avoir
pas eu d'évacuation alvine depuis deux jours, mais
avoir eu auparavant plusieurs selles diarrhéïques
qui avaient été précédées et accompagnées de vives
souffrances. Ces alternatives de constipation et de
diarrhée s'étaient reproduites souvent avec les mêmes
caractères. Le teint du malade est terreux ; la peau
est sèche ; la température est modérée ; le pouls
donne **70** pulsations, et nous constatons qu'il n'y

a pas d'exacerbation dans la soirée. Quelquefois on remarque un peu d'œdème aux extrémités inférieures. Hors les moments de douleur, le sommeil est convenable.

Dans cet appareil de phénomènes, nous ne trouvâmes pas des raisons suffisantes pour admettre l'existence d'une lésion organique, et nous attendîmes le retour des crises dont nous parlait le malade, espérant qu'il en réjaillirait quelque lumière. Nous prescrivîmes cependant une alimentation légère, presque entièrement liquide et toujours froide, quelques lavements émollients et des onctions sur le ventre avec l'huile de jusquiame. — Nous eûmes soin de noter exactement la position des diverses tumeurs abdominales, que l'on pouvait délimiter avec la plus grande facilité, en raison de l'aplatissement des parois. Il n'y eut pas d'évacuation, mais l'état général resta satisfaisant jusqu'au quatrième jour où éclatèrent des vomissements et des coliques violentes. Les matières vomies n'étaient formées que par des mucosités, de la bile et des aliments récemment ingérés. Après plusieurs heures de souffrances, il y eut quelques selles diarrhéïques et les accidents qui n'avaient pas cédé à l'usage des remèdes calmants, cessèrent après ces évacuations.

Le ventre examiné de nouveau et avec attention, nous offrit quelques changements dans la position des tumeurs. Ainsi, par exemple, la tumeur centrale s'était rapprochée de celles que logeait le flanc droit et avait abandonné son siége primitif. Cette circonstance fut un trait de lumière qui vint dissiper à l'instant toutes les incertitudes que nous avait inspiré l'état du sujet. Ces tumeurs ne furent plus pour nous que des tumeurs stercorales et notre théorie de la maladie fut ainsi formulée : ..

A la suite des maladies antérieures et d'une diète prolongée, le tube intestinal avait été frappé d'inertie et ses mouvements péristaltiques n'ayant plus donné aux matières une impulsion suffisante, celles-ci, par leur accumulation, avaient produit une véritable obstruction mécanique. Aujourd'hui une certaine quantité d'aliments étant tolérée, la distension s'opère peu à peu au-dessus des points obstrués. Alors surviennent les contractions convulsives par lesquelles les organes digestifs réagissent contre cette distension. De là, les mouvements antipéristaltiques et le vomissement ; de là, les douleurs vives au niveau des tumeurs, et de là, enfin, la diarrhée qui se manifeste et qui est due au passage, entre les tumeurs et les parois du tube, des matières les plus fluides. Nul doute qu'il ne survint des vomissements stercoraux comme dans l'étranglement, si l'obstruction devenait complète et s'opposait au départ de ces excrétions liquides.

Sous l'inspiration de cette théorie, nous instituâmes une thérapeutique qui s'adressait d'abord, d'une manière toute particulière, à l'obstruction intestinale, et ensuite à l'état général de l'organisme. Nous n'entrerons pas dans l'exposé de tous les moyens dont nous fîmes usage. Je dirai seulement que les principaux d'entre eux furent des douches ascendantes pratiquées avec l'eau froide dans le rectum; l'introduction de mèches de charpie dans sa cavité; des bains généraux tièdes; des onctions huileuses; la palpation et le massage prolongés et exécutés par le malade lui-même sur l'abdomen; des potions huileuses à faible dose et souvent réitérées; une nourriture substantielle graduellement plus abondante... etc. Ce ne fut qu'au vingt-unième jour que la délivrance fut complète et que le malade eut rendu toutes ses tumeurs stercorales, non sans de longues et vives douleurs. Mais pendant la durée du traitement, on constatait la marche progressive des tumeurs vers les voies inférieures, et lorsqu'elles étaient expulsées, on reconnaissait leur forme ovillée et leur consistance pierreuse.

Craignant qu'il ne restât encore quelques traces de la maladie primitive et de cette fâcheuse modification dans l'innervation et la contractilité, qui avait permis l'obstruction intestinale, nous soumîmes le malade à une surveillance très assidue. Mais il ne se manifesta plus le moindre accident; les aliments furent convenablement digérés, et lorsque le malade quitta l'hôpital, la guérison était complète. — Nous eûmes l'occasion de revoir ce sujet deux mois après, et nous pûmes noter le retour des forces et celui d'un embonpoint convenable.

L'histoire que je viens de relater démontre que des tumeurs stercorales ont été prises pour des lésions organiques et abandonnées comme incurables. Les conséquences de cette pratique peuvent sans doute être fatales au malade ; mais encore on a vu quelquefois la nature triompher toute seule de cette terrible complication, et il est heureux que le médecin ne soit pas conduit par une erreur plus funeste à remplacer la méthode expectante par un traitement chirurgical. De pareilles méprises ont compromis quelquefois les intérêts des malades et l'honneur de l'art. J'en citerai des exemples après avoir fait connaître les observations qui me sont personnelles. Celle que l'on va lire offre beaucoup d'analogies avec la précédente ; mais elle mérite une attention particulière, à cause de la position et de l'intelligence bien cultivée du sujet. Ici, en effet, le patient s'observait avec le plus grand soin, tenait note de toutes ses impressions et rendait un compte très lucide de l'origine de sa maladie et de ses différentes phases. Néanmoins, l'erreur fut complète et de longue durée. J'extrais les détails principaux qui suivent, de la narration que, sur ma demande, il traça lui-même de sa propre main.

8

2° M. Lam......, âgé de 34 ans, ecclésiastique, demeurant à L...., département du Tarn, fut atteint, en 1838, d'un ictère peu grave qui disparut au bout de 19 jours, et quelques mois après d'un point de côté dont il fut débarrassé vers la fin du second septénaire, après d'abondantes sueurs et l'apparition d'une éruption miliaire générale. Ces deux indispositions sont les seules dont il ait le souvenir, et à part les époques qui s'y rapportent, M. L... n'avait cessé de jouir d'une excellente santé depuis son enfance jusqu'au 2 avril 1846. A partir de ce jour, il parut une série d'événements dont le souvenir est d'autant plus précis dans l'esprit du malade, qu'ils le mirent dans l'impossibilité de remplir certaines de ses fonctions ecclésiastiques.

Sans cause connue, M. L. fut pris d'une violente céphalalgie ; la face devint rouge, vultueuse et le pouls fort et fréquent. Sous l'influence de la diète et du repos au lit, la douleur diminua, et il se déclara une transpiration générale, après laquelle se fit une abondante éruption de petits boutons que M. le Dr M... rapporta à une varicelle. Au huitième jour, la dessiccation des boutons était complète, et au neuvième, la guérison paraissait assurée. M. L. voulut reprendre ses habitudes et son régime ordinaire ; mais, soit que le malade eût usé d'une alimentation trop copieuse, soit qu'il eût subi trop brusquement l'im-

pression de l'air extérieur, il y eut du malaise
général et des douleurs d'entrailles, graduellement
croissantes en intensité jusqu'au 24 avril. — Dans
cette dernière journée, M. L. fut pris de vomissements qui se renouvelèrent sept fois dans l'espace
de neuf heures et chaque fois avec des souffrances
très aiguës. La diète fut prescrite et rigoureusement
observée, et, à partir de ce moment, deux bouillons
légers et quelques tasses de décoction d'orge furent
la seule alimentation du malade.

Placé dans de pareilles conditions, M. L... manifesta bientôt une telle impressionnabilité et une
telle excitation nerveuse, que le silence, l'isolement
et le repos presque absolus devinrent indispensables. Les coliques, les vomissements se reprodui-
sirent à de courts intervalles et s'accompagnèrent
quelquefois de symptômes évidents d'une angine
de poitrine fort alarmante. Deux fois on fit l'essai
d'une alimentation un peu plus substantielle ; mais il
en résultait des troubles si profonds, que l'on revint
avec plus de sévérité à la diète. Le malade présentait,
du reste, rarement quelques symptômes fébriles ;
le pouls était généralement lent et faible. Le seul
traitement qui fut opposé à cette maladie, consista
en deux applications de quinze sangsues à l'anus,
en une application de vingt sangsues autour de
l'ombilic, où siégeaient les plus fortes douleurs,
en cataplasmes, fomentations, demi-bains, etc. Les

vigueur inusitée, et, nous disait-il, malgré les impressions laissées par le passé, il renaissait à l'espérance. Pour la première fois, il avait éprouvé un désir réel de quelques aliments solides et il avait obéi à ce désir sans aucun inconvénient. Seulement, le jour de son arrivée, il avait souffert de vives coliques et de ténesme, mais après plusieurs selles copieuses, les douleurs s'étaient apaisées ; quant à l'estomac, il avait parfaitement toléré la nourriture ingérée.

A notre premier examen, nous fûmes frappés de la maigreur extrême du malade et de la pâleur de son teint; sa figure ridée, son corps voûté et sa marche chancelante, lui donnaient l'aspect d'un vieillard. Le ventre se montra peu sensible à la pression, et lorsque nous fûmes à la recherche de la tumeur qui avait été l'objet de si vives préoccupations, nous n'en saisîmes que quelques vestiges avec un peu d'empâtement dans le flanc droit. Cet examen nous confirma dans la persuasion qu'il ne s'agissait que d'un amas stercoral, qui avait été en partie évacué après les coliques de la veille. Un laxatif huileux fut immédiatement administré et suivi de selles abondantes et fétides, qui ramenèrent la souplesse et la sensibilité normales dans tous les points de l'abdomen.

Notre diagnostic une fois bien établi, nous renvoyâmes le malade, en lui conseillant uniquement les voyages, les distractions, un exercice corporel, à la campagne, dans des lieux bien aérés, et lorsque les forces le permettraient, l'équitation. Le régime devait être à la fois généreux et réparateur et composé principalement de substances animales. M. L...., instruit par l'expérience des derniers jours, accueillit d'abord avec confiance notre théorie sur son état morbide, et se mit à même d'exécuter immédiatement nos prescriptions. Cependant, il se surprenait quelquefois à douter de la guérison dont nous nous étions rendu garant, et craignant de n'avoir joui pendant son voyage que du bénéfice d'un calme exceptionnel, qui n'aurait eu avec son nouveau genre de vie qu'un simple rapport de coïncidence, il voulut encore, à son passage dans Nismes, consulter l'une des notabilités médicales de cette ville. Notre confrère replongea le pauvre malade dans ses anciennes perplexités, en ébranlant sa confiance en nos conseils, en lui annonçant comme indispensables un traitement pharmaceutique compliqué, un voyage aux eaux de Vichy, etc.

M. L.... adopta en définitive nos avis, moins par conviction, que parce qu'ils étaient plus aisés à suivre et plus conformes à ses goûts et à ses intérêts. Bientôt le succès lui démontra qu'il était, dans la bonne voie. Les digestions n'éprouvèrent aucun trouble, et au bout de deux mois, il rentra dans son église, doué de la force et de l'embonpoint qui se liaient à sa première santé. Nous l'avons revu à Montpellier le 5 juillet 1847, et nous avons eu de la peine à reconnaître dans l'homme robuste et vigoureux qui s'offrait à nous, le malade épuisé et moribond qui nous avait consulté treize mois auparavant.

L'exemple de M. L... est un des plus frappants parmi tous ceux qui démontrent combien le repos et les influences débilitantes peuvent agir d'une manière funeste sur notre organisation. Placé en temps inopportun dans des conditions semblables, le corps humain devient le siége des phénomènes les plus contrastants. On voit à la fois l'exaltation de la sensibilité et l'inertie des principaux appareils, l'irritation et la faiblesse, enfin, une combinaison d'effets et de causes qui fait naître sous les pas du praticien les plus sérieuses difficultés. Le succès du traitement prescrit prouve avec quelle rapidité l'heureuse influence d'un exercice bien dirigé se substitue aux effets désastreux de l'inaction. Tout se meut au-dedans et au-dehors de nous; le mouvement est la condition de toute existence; il augmente la vie, il est la vie même. *Otium corpus imbecillum reddit*, a dit HIPPOCRATE, et après lui, CELSE a reproduit ainsi cette même vérité : *Ignavia corpus hebetat, labor firmat; illa maturam senectutem, hic longam adolescentiam reddit* (1). Après toute maladie

---

(1) CELSE, *De medicina*, lib. I, cap. I.

aiguë et pendant la durée des maladies chroniques,
c'est une question fort grave que celle relative au
choix du moment où il importe de remettre le malade au sein des influences extérieures, sous l'action
de l'air libre et du soleil, et sous l'empire d'un
exercice bien ordonné. Cette vie nouvelle suffit souvent pour rompre des habitudes morbides, pour
rétablir l'harmonie entre l'exhalation et l'absorption,
pour activer la circulation des liquides et l'énergie
contractile des tissus, pour favoriser les excrétions
et les sécrétions naturelles, pour donner enfin leur
vigueur normale aux plus importantes fonctions de
l'organisme, la respiration et la digestion, ces deux
premières sources de la vie.

Nous allons maintenant faire connaître quelques
faits qui seront une nouvelle preuve de la facilité
avec laquelle sont commises des erreurs dans le
diagnostic des maladies qui nous occupent, et des
conséquences déplorables qui peuvent en résulter.
Notre ancien condisciple, M. le docteur BAUZA, ex-
interne des hôpitaux de Marseille, nous a fait connaître l'observation suivante, dont on trouvera du
reste tous les détails dans sa thèse inaugurale. Afin
de donner plus de poids à l'utile enseignement qui
en découle, M. BAUZA, autorisé par les intéressés,
a nommé les praticiens éminents qui avaient donné
leurs soins au malade.

3º Le nommé Berton (Jacques-François), âgé de
30 ans, ouvrier, d'un tempérament bilioso-nerveux,
entra dans le courant du mois de janvier 1836, à
l'Hôtel-Dieu de Marseille, pour des coliques dont il
se plaignait depuis quatre ou cinq jours. Voici ce
que l'on apprit et ce que l'on observa lors de son
entrée à l'hôpital. Le malade portait une tumeur
du volume d'un gros œuf de poule à la partie antérieure, inférieure et gauche de l'abdomen, entre
l'ombilic et la fosse iliaque de ce côté, un peu plus
rapprochée de celle-ci. La base de la tumeur
était très large et se continuait insensiblement avec
l'épaisseur des parois abdominales ; le sommet était
peu proéminent, sans changement de couleur à la
peau, indolore à la pression, s'inclinant un peu à
droite ou à gauche, selon la position que prenait le
malade, sans fluctuation, et affectant une direction
oblique de haut en bas, de gauche à droite et de
dehors en dedans. On appliqua sur cette tumeur des
sangsues, des fomentations et des cataplasmes émollients.

Ce ne fut qu'au quatrième jour que M. Bauza,
après un examen approfondi, commença à douter
de la justesse du diagnostic qui avait été porté, et
adressa au malade des interrogations plus précises·
Celui-ci déclara qu'il était habituellement constipé,
que parfois il restait quatre ou cinq jours sans aller
à la selle et que les évacuations étaient toujours pé-

nibles, douloureuses et sanguinolentes. Cette fois, il rapportait ses coliques à ce qu'il n'avait eu aucune évacuation depuis six jours. Le médecin en chef, M. Dugas, consentit à prescrire deux onces d'huile de ricin, quoiqu'il ne partageât pas l'avis de son interne sur la nature de la tumeur. Ce purgatif amena des selles abondantes et du soulagement. La tumeur elle-même perdit un peu de son volume, mais comme le traitement ne fut pas exclusivement inspiré par l'idée d'une tumeur stercorale, on employa d'autres moyens inutiles et on donna à manger au malade. Dès lors, la tumeur tantôt augmentait, tantôt diminuait de volume, l'état général étant du reste satisfaisant.

Le chef de service crut à une lésion organique, et désira s'entourer des lumières des autres médecins et chirurgiens de l'Hôtel-Dieu. M. le professeur Cauvière, dont on ne saurait méconnaître la vaste expérience, avoua loyalement son embarras et l'impossibilité où il se trouvait de formuler un diagnostic. M. le docteur Reymonet, chirurgien en chef, diagnostiqua une *tumeur extrà-péritonéale*. Rien ne fut résolu et on continua un traitement palliatif. Cependant la tumeur augmentait de volume en affectant toujours la même direction; la pression y réveillait des douleurs. Tantôt elle était sonore à la percussion; tantôt elle rendait un son mât; elle était manifestement fluctuante. Quand on la com-

primait, on favorisait le passage des gaz et leur issue
par les voies inférieures. Un soulagement notable
suivait toute excrétion alvine et les matières rendues étaient généralement dures et globuleuses.
Enfin, des symptômes graves ne tardèrent pas à se
déclarer. Des douleurs vives, des vomissements,
la fièvre, l'altération des traits et tout le cortége
effrayant d'une lésion redoutable de l'abdomen, en-
gagèrent le médecin à réunir de nouveau ses collègues pour une seconde consultation.

Cette fois, nos honorables confrères furent d'un
avis unanime sur la nécessité *de ponctionner* la tumeur, afin de donner issue au liquide qu'elle contenait. Le malade fut, pour ces motifs, évacué dans
la salle des blessés. M. le docteur CHASTAN, chef de
service, ayant en effet reconnu l'existence d'un
liquide dans la tumeur, allait y plonger un trocart,
lorsque M. BAUZA, qui avait suivi ce malade avec le
plus vif intérêt et qui persistait dans une opinion contraire à celle de ses supérieurs, lui inspira quelques
doutes et le décida à revenir aux purgatifs en potions
et en lavements. Ce traitement ayant été appliqué
avec vigueur pendant quelques jours, le malade eut
tout-à-coup des évacuations alvines très abondantes, vit disparaître entièrement sa tumeur et
échappa au danger d'une plaie pénétrante de l'abdomen, qui aurait probablement été suivie d'un épanchement stercoral dans le péritoine et d'une mort

presque certaine. Les matières n'auraient pas, en effet, été assez liquides pour s'écouler par la canule du trocart, et la distension de l'intestin était si grande, que l'épanchement devenait inévitable.

4° Dans le numéro de juin 1829 du *Journal général de médecine*, on trouve une observation qui mérite d'être rapprochée des précédentes et qui a été ainsi analysée par M. Bauza.

Lanvin, menuisier, âgé de 25 ans, d'un tempérament sanguin, fit appeler M. le docteur Ducos le 24 juillet 1828. Des douleurs très vives dans la région du flanc droit et qui se propageaient le long de l'uretère jusqu'à la vessie, et la rétraction du testicule du même côté firent croire à l'existence d'une néphrite aiguë. La fièvre était légère et la soif modérée (prescriptions : 25 sangsues sur la partie douloureuse, tisane de chiendent gommée, diète). Le lendemain, persistance de la douleur, soif et chaleur plus intenses, pouls très fréquent et développé (25 sangsues, mêmes prescriptions). Le soir, ténesme au col de la vessie avec douleur et impossibilité d'uriner; tuméfaction sus-pubienne (bain général, potion calmante); le 26, tous les accidents du côté de la vessie avaient disparu, et la douleur rénale avait sensiblement diminué. Le malade n'ayant pas été à la selle depuis quatre ou cinq jours avant l'invasion de la maladie, les voies digestives ne présentant d'ailleurs aucune irritation, M. Ducos prescrit une once d'huile de ricin. Ce laxatif est rejeté par le vomissement, et dès-lors éclatent de nouveaux symptômes qui font croire à l'existence d'une gastrite. Le 27, douleurs très aiguës à la région épigastrique, vomissements provoqués par la plus petite quantité de boissons (20 sangsues à l'épigastre). Le soir, état d'anéantissement alarmant, délire, etc. Le 28, amendement dans les symptômes; l'estomac ne paraît plus souffrant, mais la douleur du flanc persiste toujours avec la même intensité; tuméfaction dans cette région, ventre souple dans le reste de son étendue (lavement purgatif). Il y eut plusieurs selles et ensuite un dévoiement qui dura quelques jours.

Le 29, plusieurs confrères, réunis en consultation, prescrivent l'application sur la tumeur de 30 sangsues, de cataplasmes et de fomentations émollientes. Mais la douleur et la tuméfaction persistent, elles augmentent même et s'accompagnent d'une fièvre assez intense, que l'on combat par une saignée de 16 onces et une application de 30 sangsues. Cet état de choses se maintint jusqu'au 6 août. La tumeur présentait alors une étendue considérable; son grand diamètre, de 5 pouces environ, était vertical; le petit de 3 pouces était transversal; le centre était fluctuant. On jugea indispensable de pratiquer une ouverture; mais avant d'y procéder, M. le docteur DARDONVILLE proposa de donner un laxatif, afin de s'assurer si le canal intestinal était parfaitement libre dans toute son étendue. L'huile de ricin fut donc administrée par cuillerées. Ce médicament provoqua durant la nuit l'excrétion de matières alvines extrêmement abondantes, dures et d'une apparence argileuse. Le lendemain 7, la tumeur avait presque entièrement disparu ; il n'y avait plus de souffrances, et le 8 la guérison fut complète. Le 15, le malade partit pour la campagne, et un mois après il reprit ses travaux accoutumés.

Maintenant, pour compléter les graves enseignements que renferme le tableau des maladies dont nous venons de retracer l'histoire, il nous faut montrer l'erreur de dignostic, poussée jusque dans ses dernières conséquences, et parler d'opérations inutiles, non seulement résolues, mais encore exécutées par des praticiens dont le savoir et l'expérience sembleraient devoir être un brevet d'infaillibilité, si la puissance de l'art n'avait souvent des limites étroites, et si la contingence, la variabilité de tous les actes vitaux ne jetaient parfois un voile trompeur sur les manifestations des maladies. Les exemples qui viennent ainsi de haut, frappent davantage notre esprit, en nous mettant en garde contre notre propre faiblesse, et l'on ne saurait trop louer les hommes qui, avec une noble loyauté, servent doublement les progrès de notre science, en joignant l'exposé des faits où ils ont pu suivre une fausse route, à celui des preuves nombreuses de leur incontestable habileté. En 1843, M. le professeur DUBRUEIL a publié l'observation suivante :

Antoine MONTLAUZUN, âgé de 16 ans, tempérament nervoso-sanguin, né de parents sains, est atteint, depuis quatre années environ, d'accès épileptiformes qu'on ne saurait rapporter à une cause probable, accès que nous sommes parvenu à éloigner par l'usage d'un mélange de poudre de valériane et de feuilles d'oranger : ils laissent entr'eux jusqu'à cinq mois d'intervalle, néanmoins ils ne sont pas guéris. Le sujet est d'une irritabilité extrême ; un rien le contrarie, l'affecte ; et dans la crainte de nouvelles attaques d'épilepsie, les parents condescendent à ses volontés. Le 3 mars, sans avoir commis d'écart de régime, il vomit son déjeûner et est pris de diarrhée.

Le lendemain, appelé près du malade, nous le trouvons dans une grande agitation ; il accuse une douleur pongitive et fixe dans les régions lombaire et iliaque gauches ; le pouls est serré, mais non fébrile : la langue rouge et humide (potion gommeuse laudanisée ; boissons émollientes tièdes, prises en petite quantité ; demi-lavements mucilagineux). Les évacuations alvines diminuent peu à peu ; mais les vomituritions de matières bilieuses reparaissent par intervalles ; la nuit est calme. Le lendemain, dans la matinée, les vomissements se succèdent avec rapidité ; la douleur existe au lieu indiqué, mais elle est plus aiguë ; la peau est sèche (immersion pendant une heure dans un bain gélatineux). Cependant, les symptômes principaux persistent, et bientôt se manifestent des hoquets, des vomissements de matières stercorales ; les selles sont entièrement supprimées ; les traits de la face portent l'empreinte caractéristique des affections abdominales graves et aiguës ; de violentes coliques arrachent des plaintes continuelles au malade. La série de symptômes observés se rapporte à l'*iléus* (1). Le pouls est serré et petit, les urines rares et sédimenteuses. (Seize sangsues sont appliquées sur l'abdomen ; les lavements ne provoquent pas de selles.) D'après le conseil donné par BARTHEZ, dans son Mémoire sur les coliques iliaques qui sont essentiellement nerveuses, nous prescrivons des pilules de camphre et d'assa-fœtida, et quoique prises à

---

(1) Par le mot *iléus*, mot vague et appliqué arbitrairement à des affections morbides différentes, nous voulons désigner une sorte de névrose du système ganglionnaire, névrose caractérisée par de vives coliques, des vomissements de matières intestinales et la suppression des évacuations alvines. (*Note du professeur* DUBRUEIL.)

petites doses, elles ne peuvent être supportées ; on administre un laxatif huileux qui est rejeté bientôt après son ingestion. Mais la scène morbide change tout-à-coup : des signes d'une péritonite générale sur-aiguë éclatent ; la fièvre se déclare ; le ventre est tendu et douloureux ; la respiration difficile ; le poids des couvertures est supporté avec peine ; la langue est rouge et sèche ; les vomissements sont rares, muqueux et parfois colorés en jaune par la bile ; le malade ne cesse de pousser des cris perçants. Pour calmer la soif, qui est ardente, il avale de petits morceaux de glace, la boisson la plus légère ne pouvant être supportée. (Bains d'enveloppe ; fomentations émollientes et opiacées sur le ventre ; nouvelle application de sangsues, mais sans résultat favorable ; il en est de même des nombreuses médications employées pour combattre la péritonite.) Le onzième jour, à dater de son apparition, la fièvre est beaucoup moindre ; les vomissements ont cédé ; l'abdomen s'est affaissé, hors les régions lombaire et iliaque gauches qui restent tuméfiées et douloureuses ; les urines sont claires et assez abondantes ; les selles ne sont pas rétablies. Antoine est tourmenté par un ténesme insupportable, et croyant à chaque instant qu'il va aller à la garde-robe, il ne cesse de faire d'inutiles efforts de défécation : le danger est imminent. Pour remédier à la constipation prolongée depuis quatorze

jours, nous avons eu recours à une multitude de
moyens qu'il serait trop long d'énumérer : c'est
ainsi que des suppositoires, des frictions pratiquées
sur l'abdomen, avec un mélange d'huile de ricin
et de *croton tiglium*, ont été inutiles. Cependant la
phlegmasie de la séreuse abdominale touche à son
terme, et la position du malade n'en est pas moins
alarmante. La partie du ventre où l'intumescence
et la douleur n'ont pas diminué, fixe d'autant plus
notre attention, que là existe un empâtement cir-
conscrit; la peau y est rouge et chaude. Le toucher,
maintes fois pratiqué, donne la percussion obscure
d'une fluctuation profonde; la percussion à l'aide du
plessimètre ne permet pas de reconnaître ce son
tympanal provenant de l'accumulation des gaz dans
une portion du tube digestif; enfin, nous nous arrê-
tons à la pensée d'un abcès occupant le tissu cellulaire extérieur au péritoine.

Ce diagnostic une fois établi, non rapidement ou
par inspiration, mais après y avoir mûrement réfléchi, l'indication de donner issue au pus devient
urgente, car le malade se trouve dans un état voisin
de l'agonie. Nous communiquons aux parents notre
manière de voir, et c'est avec empressement qu'ils
saisissent une lueur d'espérance, alors qu'ils n'osaient
plus en concevoir; nous réclamons l'avis d'un con-
sultant, et l'un de nos collègues nous est adjoint (1).

_____

(1) M. le professeur Serre.

Après lui avoir fait l'histoire de la maladie et
après qu'il a lui-même examiné avec une scrupu-
leuse attention, il partage, sans hésiter, notre opinion. Aussitôt une incision longitudinale, ayant une
étendue de 0,027 millimètres, est pratiquée, intéressant la partie supérieure de la région iliaque et
inférieure de la lombaire gauches. Les couches des
parois abdominales divisées avec précaution, nous
remarquons qu'il s'écoule moins de sang que de
sérosité épanchée dans les mailles du tissu cellulaire. Arrivé au péritoine, que nous nous gardons
d'entamer, nous acquérons la certitude qu'il n'existe
pas d'abcès, comme nous l'avions présumé. La
plaie est réunie par des bandelettes agglutinatives.
Déçus dans notre prévision, et n'ayant encore rien
fait pour le salut de notre malade, fallait-il l'abandonner à de si cruelles souffrances, dont la mort
allait être le terme prochain? Nous nous avisons,
tardivement il est vrai, d'explorer le rectum; la
contraction spasmodique du sphincter anal oppose
quelque résistance à l'introduction du doigt; mais
la résistance vaincue, nous palpons une tumeur
molle, volumineuse, dépressible, et qui simule un
polype pédiculé; nous reconnaissons que ce corps,
remplissant une grande partie de la cavité de l'intestin, est formé par la membrane muqueuse. La
vessie, pleine d'urine, est vidée par le cathétérisme;
l'index et le médius de la main droite portés dans

le rectum, nous parvenons, par une pression mé-
nagée, à affaisser, à réduire la membrane qui faisait
saillie : cette manœuvre est pénible pour le patient.
La voie ainsi tracée, nous introduisons une sonde
œsophagienne en gomme élastique, avec le soin de
la pousser assez profondément pour atteindre la
partie la plus élevée du rectum et même probablement l'S du colon. Maintenant la canule, nous faisons
administrer un lavement purgatif qui, cette fois,
est retenu. Nous quittons le malade, comptant peu
sur le succès de ce dernier moyen. Quelques heures
après, on accourt nous prévenir que les matières
fécales sont rendues avec une abondance extraordinaire ; en effet, la quantité de boue stercorale
excrétée peut être évaluée à près d'un kilogramme ;
elle est noire, fétide, et, malgré des fumigations
répétées, l'appartement reste imprégné d'une odeur
insupportable. Après cette débâcle, que suit une
syncope, la douleur cesse presque instantanément,
le ventre s'affaisse, la peau se couvre d'une sueur
halitueuse, et le pouls se relève. Antoine peut se
coucher sur le côté, tandis qu'il était toujours placé
sur le dos ; pendant six heures, il jouit d'un sommeil paisible et réparateur. Jamais nous n'avons été
témoin d'un changement aussi subit qu'inattendu ;
jamais un moribond ne s'est si promptement ratta-
ché à la vie qui s'échappait. La convalescence ne
dure que quinze jours, et encore elle est entravée

par une indigestion : trompant la surveillance active
dont il était l'objet, et poussé par une voracité
irrésistible, Antoine dérobe du pain frais dont il
mange avec avidité. Les accidents sont bientôt
calmés, et aujourd'hui le sujet est en pleine santé ;
les évacuations alvines sont régulières et naturelles.
Dans le cours de la convalescence, deux accès d'épilepsie ont eu lieu dans le même jour.

6° Une femme âgée de 42 ans, portant depuis
huit années une omphalocèle, présenta des symptômes d'étranglement et fut admise à l'hôpital au
mois de mars 1824 ; on allait débrider la hernie,
lorsque l'on s'aperçut qu'il existait dans la fosse
iliaque droite une tumeur profonde, dure et fort
douloureuse. Cette tumeur s'ouvrit à l'extérieur, et
il en sortit une masse stercorale dont la présence
avait causé les accidents généraux. La malade
succomba, du reste, aux suites de cette lésion (1).

Il est sans doute inutile de colliger un nombre
plus considérable d'observations ; mais je croirais
commettre un véritable oubli, si je passais sous
silence cette lettre si remarquable, dans laquelle
MORGAGNI, avec une candeur égale à son savoir,
raconte tous les détails relatifs à la maladie et à la

---

(1) VELPEAU, *Méd. opérat.*, t. 2.

mort de Fortuné MAUROCÉNI , évêque de Trévise et de Bresse (1).

La narration de MORGAGNI est encore, sans contredit, plus instructive que toutes les précédentes ; car, non seulement elle prouve combien les hommes du plus haut mérite peuvent facilement tomber dans l'erreur au sujet des maladies qui nous occupent; mais encore elle nous démontre que l'examen direct, nécroscopique des altérations matérielles des tissus ne suffit point pour rallier des opinions divergentes, même dans le cas où il ne s'agit que d'apprécier des effets remontant à des causes de l'ordre physique. — MORGAGNI, dont l'œil investigateur pénétra si profondément dans l'intimité des lésions organiques et qui semblait ne marcher qu'à la lumière d'une observation positive , obéissait pourtant à l'esprit de système , et voyait parfois dans ces lésions plutôt ce qu'il avait imaginé que ce qui existait réellement. Tant il est vrai de dire que l'anatomie pathologique elle-même subit, dans ses interprétations , l'influence des hypothèses ou des doctrines de ceux qui la cultivent et que déjà , à ce point de vue, ses prétentions à la certitude reçoivent une sérieuse atteinte.

En effet, MORGAGNI tenait dans ses mains une

(1) MORGAGNI, *De sedibus et causis morborum*, 39ᵉ let., t. 2, p. 436, édit. de l'Encyclopédie des sciences médicales.

tumeur formée par plusieurs anses intestinales
distendues par un amas stercoral et offrant les
traces d'une inflammation gangréneuse ; il avait pu
observer pendant la vie des symptômes parfaitement
concordants avec l'existence de cette obstruction
mécanique , et néanmoins , persistant dans une
théorie préconçue en présence d'extispices aussi
significatives , il s'applaudissait d'avoir touché du
doigt la véritable cause du mal en rattachant la tumeur
à une difficulté de circulation dans la veine-porte,
coïncidant avec une affection hypocondriaque et
avec la suppression d'un flux hémorrhoïdal. Il
trouvait , en outre , bien fondée l'opinion qu'il avait
émise sur l'incurabilité de la lésion et il énumérait
avec compláisance les diverses erreurs commises
par quatre confrères célèbres qui avaient successivement attribué la tumeur , l'un à une excroissance
du pylore, l'autre à un squirrhe de l'épiploon et du
mésentère, un troisième à l'obstruction du foie et de
la rate ; et il ne s'apercevait pas que son erreur,
quoique moins grossière et moins palpable, était
pourtant aussi réelle et qu'il méconnaissait lui-même
la véritable filiation des accidents observés.

Le même auteur nous a transmis encore l'observation d'un moine de la communauté de St.-Fran-
çois, dont la mort fut évidemment la conséquence
d'une tumeur stercorale retenue dans un peloton
d'anses intestinales adhérentes , et , chose remar-

quable , il ne paraît pas se douter de l'influence
que les matières obstruantes ont pu exercer, soit sur
la production des adhérences, soit sur le développement des accidents.

L'étude des tumeurs stercorales révèle une étiologie multiple et quelquefois extrêmement complexe.
En première ligne , nous devons signaler les causes
purement mécaniques et nous embrassons dans cette
division celles qui se rattachent à l'introduction de
corps étrangers , réfractaires à l'action digestive, et
celles qui se lient à des changements de forme ou
de structure dans le tube digestif lui-même ou dans
les parties qui l'environnent. Il suffit de signaler les
premières pour comprendre leur mode d'agir ; un ou
plusieurs corps plus ou moins durs , plus ou moins
volumineux , ingérés avec les aliments peuvent
s'arrêter dans un point du canal et, par leur seule
présence , en suspendre la perméabilité. Les causes
du second ordre sont de diverses natures.

D'abord , une tumeur extrà-intestinale, un viscère hypertrophié peuvent, dans leur développement,
comprimer le tube digestif, en appliquer les parois
l'une contre l'autre et s'opposer assez puissamment à
la circulation des matières pour qu'il en résulte la
série d'accidents déjà signalés. Mais ce sont surtout
les changements de texture de l'appareil intestinal qui
produisent ces sortes d'événements. J'élague en pre-

mier lieu les lésions organiques et particulièrement les lésions cancéreuses, qui se compliquent presque nécessairement de l'obstruction stercorale. La complication n'est ici, en effet, qu'un phénomène secondaire, qui n'indique que des moyens palliatifs. La nature maligne de la lésion première et ses tendances fatales dominent la théorie de la maladie.

Quant aux obstructions par cause organique non maligne, elles peuvent se lier à l'hypertrophie de replis muqueux normaux, à l'organisation de brides, de valvules et de diaphragmes, à des coarctations congénitales ou accidentelles, etc.

En septembre 1844, faisant le service de médecin de l'OEuvre de la Miséricorde, je donnai en même temps mes soins à deux jeunes enfants qui me furent présentés comme atteints d'une même maladie abdominale. L'un d'eux, âgé de 18 mois, nommé Hilarion Cairon, logé rue Verrerie, N° 6, était malade depuis longtemps et présentait une énorme saillie du ventre. Le second, âgé de 7 mois et appartenant à une famille de marchands ambulants, souffrait presque continuellement de coliques depuis sa naissance et offrait aussi depuis quelques jours un abdomen considérablement distendu. Ces deux enfants avaient été soumis, par le médecin précédemment consulté, au même régime et au même traitement, qui paraissaient avoir été inspirés par l'idée d'un engorgement des glandes mésentériques.

Cependant, une inspection attentive nous permit bientôt d'établir des différences notables dans l'état de ces deux malades. Le premier, en effet, présentait tous les symptômes d'un carreau auquel il succomba le 26 septembre 1844. Le second, au contraire, ne portait aucune lésion organique, mais il était affecté d'un rétrécissement congénital, assez considérable de l'anus et de la partie inférieure du rectum. Les excrétions alvines avaient toujours été pénibles et douloureuses; néanmoins, elles avaient pu s'accomplir tant que les matières étaient fluides ou semi-fluides. Mais l'enfant, avançant en âge et ajoutant quelques aliments au lait de sa nourrice, les matières avaient pris de la consistance, au point de ne pouvoir plus franchir la filière anale que très difficilement et à plusieurs jours d'intervalle. Lorsque les évacuations étaient trop longtemps supprimées, le ventre se ballonnait et devenait sensible à la pression; les vomissements opiniâtres, la fièvre et l'agitation ou la stupeur se manifestaient avec plus ou moins d'intensité. Il résultait de la répétition fréquente des accidents une altération profonde dans la nutrition et une émaciation semblable à celle qu'amènent les lésions organiques anciennes.

Ayant constaté la disposition anatomique qui était le véritable point de départ de la maladie, nous fîmes de cette donnée la base principale des indications thérapeutiques. Une canule en gomme élastique, portée assez haut dans l'intestin, permit de pousser des injections délayantes, qui amenèrent des selles copieuses et rétablirent le calme. Ensuite, il fut prescrit d'introduire dans l'intestin une mèche de charpie d'un volume graduellement croissant, afin de dilater l'orifice. Cette manœuvre fut exécutée ponctuellement au moins deux fois par jour ; on donna aussi, fréquemment, de petits lavements. Ces moyens amenèrent une dilatation suffisante pour permettre l'introduction du petit doigt, et pour éloigner toute indisposition nouvelle. Lorsque nous perdîmes de vue le jeune malade, nous recommandâmes aux parents de bien surveiller l'exercice de ses fonctions et d'user de la dilatation de temps en temps, jusqu'à ce que le développement naturel de l'intestin, proportionné à la croissance du sujet, eût éloigné toute crainte de récidive.

M. le professeur DUBRUEIL a inséré dans le *Mémorial* du professeur DELPECH (1) l'intéressante observation d'un officier d'artillerie, chez lequel une valvule, située à trois pouces de hauteur au-dessus de l'anus, avait déterminé un arrêt des fèces. Cette valvule fut attaquée heureusement par M. DUBRUEIL.

_____

(1) *Mémorial des hôpitaux du Midi*, t. I, p. 397.

au moyen de l'instrument tranchant et la guérison fut radicale (1).

On sait qu'à l'état normal il existe des replis muqueux qui, par un développement insolite, peuvent remplir les fonctions de véritables valvules et amener des accidents graves. On voit dans le Musée de notre Faculté de médecine une pièce anatomique préparée et déposée par le professeur Dugès, et qui présente trois valvules rectales extrêmement saillantes, quoiqu'elle ait appartenu à un sujet âgé

---

(1) M. RENAULDIN a fait connaître l'observation très remarquable, communiquée à la Société médicale d'émulation de Paris, par le docteur BOBE MOREAU de Rochefort, et dont le sujet était un officier de santé de la marine. Ce confrère restait jusqu'à quatre mois sans avoir aucune déjection alvine, quoiqu'il mangeât passablement. Il porta pendant plus de vingt ans sa constipation sur des mers lointaines, sur divers continents et dans les îles, sans éprouver aucune des maladies fâcheuses qui y attaquent les Européens. Il succomba enfin en 1809 aux conséquences d'une obstruction stercorale. L'autopsie permit de constater à trois centimètres au-delà de l'orifice anal une cloison fibreuse qui ne présentait qu'une ouverture de neuf à dix millimètres. Au-dessus de cette cloison, le rectum avait pris un tel développement, qu'il occupait la plus grande partie du bassin et de la cavité abdominale, et qu'il contenait trente kilogrammes de matières pultacées, de couleur noirâtre et d'une odeur infecte. — Assurément la maladie de ce confrère n'était pas au-dessus des ressources de l'art, et une opération semblable à celle pratiquée par M. DUBRUEIL ou tout autre procédé analogue, aurait pu dès le début rétablir aisément la perméabilité du canal intestinal.

seulement de huit ans. C'est une cloison de même
nature, obturant presque complétement l'intestin,
qui amena la mort d'une demoiselle de 24 ans,
dont le docteur THUNE a publié l'histoire (1). Nous
avons signalé, dans un autre travail, l'importance
de ces considérations anatomiques au point de vue
de la thérapeutique (2).

Des faits analogues sont ceux qui se rattachent à
l'organisation des fausses membranes déposées à la
surface des muqueuses enflammées et sur lesquelles
HOWSHIP a appelé le premier l'attention des médecins. Il est démontré que ces produits organiques
peuvent devenir une cause très efficace de rétrécissement et doivent être combattus comme les valvules
d'origine normale. Enfin, le professeur DELPECH (3)
a décrit avec netteté les coarctations intestinales qui
succèdent aux ulcérations et aux blessures, et montré les conséquences inévitables de la cicatrisation
et de la rétraction du tissu inodulaire. Il a aussi
consigné dans son Mémorial des considérations
pratiques d'un haut intérêt sur les altérations
diverses que peut introduire dans l'intestin l'inflammation prolongée des follicules muqueux et de la
couche celluleuse. Assez souvent ces altérations

---

(1) *Ephémérides médicales de Montpellier*, t. VII.

(2) *Mémoire sur une nouvelle méthode opératoire pour la
cure des rétrécissements du rectum*, par J. BENOÎT, 1847.

(3) *Mémorial des Hôpitaux du Midi*, loc. cit.

elles-mêmes s'accompagnent de l'hypertrophie de quelque repli muqueux. On en trouve un exemple dans l'observation de ce cultivateur âgé de 28 ans, qui fut opéré à l'Hôtel-Dieu de Paris, le 23 avril 1842, par Breschet, et qui portait un rétrécissement fibro-muqueux, formé aux dépens de toutes les couches intestinales, à huit centimètres au-dessus de l'anus. L'opération n'eut aucun succès et le malade ne tarda pas à succomber (1).

Enfin, des boursouflements de la membrane muqueuse, des végétations, des polypes peuvent apporter des obstacles plus où moins sérieux au passage des fèces. Toutes ces diverses modifications de texture sont la base d'indications thérapeutiques que l'on doit remplir d'après les principes que nous avons développés en d'autres lieux. J'ajouterai ici seulement qu'il faut prendre garde de rapporter ainsi à des coarctations ou à des lésions organiques, des tumeurs stercorales qui se lient simplement au trouble fonctionnel de l'appareil digestif. Nous pourrions citer plusieurs exemples d'une pareille erreur, et en première ligne nous placerions le fait publié par M. Piorry, dans le tome 1er du Bulletin clinique, et où l'on a combattu comme dépendant d'un rétrécissement très considérable, une stase de

---

(1) Journal l'*Expérience*, 5 mai 1842.

matières qui se rattachait évidemment à des causes d'un autre ordre et dont nous allons nous occuper.

Sous l'influence d'un état morbide général dont la nature peut être bien diverse, on voit quelquefois le tube digestif frappé d'une inertie remarquable. Soit que l'affection ait également porté son atteinte dans tous les points du système, soit qu'elle ait plus spécialement épuisé ou vicié l'innervation abdominale et en particulier l'innervation ganglionnaire, la contraction des muscles intestinaux ne s'opère qu'avec paresse et lenteur. Le plus ordinairement cet état des forces contractiles se lie aussi à une diminution de la sensibilité propre à la muqueuse intestinale.

Il n'est pas rare de trouver des individus chez lesquels ces deux facultés sont complètement en désaccord et qui présentent, à un certain degré, dans le canal digestif, ce que nous voyons si souvent à l'extérieur, c'est-à-dire une perte plus ou moins complète de la faculté contractile avec exaltation de la sensibilité dans le même organe. Nous avons observé, à l'Hôtel-Dieu de Nismes, dans le service de l'un de nos anciens maîtres, M. le docteur Fon-TAINES, une femme de 45 ans, qui nous offrait d'une manière très manifeste cette double perversion de l'innervation, sans que les forces plastiques ou nutritives parussent notablement altérées. On n'apercevait aucune trace d'une lésion quelconque , aucune marque d'irritation ou d'inflammation, aucun symptôme fébrile ; mais l'ingestion d'une petite portion d'un aliment solide suffisait pour faire naître , au bout de deux ou trois heures , un sentiment de brûlure intérieur, une douleur aiguë, qui changeaient de siége et suivaient la matière alimentaire dans sa progression. D'un autre côté, les contractions de l'intestin étaient si lentes et si peu efficaces, que la matière ingérée mettait plusieurs jours à en parcourir l'étendue. Lorsqu'elle arrivait dans la cavité rectale, elle occasionnait aussi les mêmes souffrances, et cependant son expulsion était très laborieuse et exigeait quelquefois une extraction artificielle que la malade opérait habituellement elle-même. Notons que la consistance variable des fèces ne changeait rien aux caractères de ces symptômes. Des observations de ce genre ne sont, du reste , qu'une nouvelle preuve de l'existence de ces états morbides, où l'on voit une combinaison de sensibilité exagérée et de faiblesse, et qui sèment sur les pas du thérapeute de si grandes difficultés.

L'action irrégulière des forces motrices , qui peut être générale ou locale , se manifeste fréquemment dans le tube intestinal et y produit ces maladies spasmodiques si variables dans leur expression symptomatique, et si souvent accompagnées de constriction , de resserrement violent des intestins. Une des

10

conséquences de cet état morbide peut être la complication qui fait l'objet de ce Mémoire , c'est-à-dire
l'arrêt des matières stercorales, et il importe de
bien distinguer la filiation de ces phénomènes, afin
de mettre en jeu une thérapeutique rationnelle. On
combattra la complication par des moyens appropriés ; mais on s'adressera surtout à la cause première ou à l'affection spasmodique.

Hâtons-nous d'ajouter que l'on est exposé quelquefois à se tromper sur la valeur de ces actes
morbides, à prendre l'effet pour la cause, et à
attaquer le spasme comme le fond essentiel de la
maladie, alors qu'il n'en est que le symptôme. Chez
les enfants surtout, la stase de matières stercorales
occasionne souvent des maladies spasmodiques se-
condaires. Nous avons vu naguère un jeune enfant
qui présenta des convulsions consécutives à une
constipation prolongée et qui guérit après une évacuation provoquée par des laxatifs. HIPPOCRATE
avait très bien remarqué la liaison de ces phénomènes, et la plupart des pathologistes ont confirmé
ses assertions. Sous le nom de *convulsion interne
des enfants*, STOLL a décrit une éclampsie occasionnée par la constipation et très fréquente en
Allemagne.

M. BRACHET a rapporté l'observation suivante (1) :

---

(1) BRACHET, *Mémoire sur les causes des convulsions chez
les enfants*, p. 193.

Une dame accoucha pour la première fois, avec lenteur, mais heureusement, d'un enfant mâle, gros et jouissant de toutes les apparences d'une bonne santé. Deux jours après sa naissance, cet enfant eut le sommeil inquiet et agité, il offrit les grimaces du spasme cynique, dormit les yeux entr'ouverts et se réveilla fréquemment. Cet état dura vingt-quatre heures et fit place aux convulsions les plus variées : tout le corps y avait part. Il fut impossible de juger si l'enfant avait perdu connaissance ou non. La cause du mal fut d'abord difficile à apprécier ; rien ne paraissait avoir dû l'occasionner, ni de la part de la nourrice, ni de la part de ceux qui entouraient l'enfant. On prescrivit inutilement des potions antispasmodiques, les préparations de zinc, la jusquiame, les sinapismes aux pieds. Les convulsions ne se modérèrent point et continuèrent avec violence pendant deux heures. Comme l'enfant n'avait pas eu d'évacuations alvines depuis sa naissance, on administra, à dix minutes d'intervalle, deux petits lavements avec l'huile d'olive tiède, qui amenèrent l'expulsion de tout le méconium. Les convulsions se soutinrent d'abord un peu, mais se ralentirent ensuite si rapidement, qu'elles parurent avoir cédé subitement. Le maintien de la liberté du ventre prévint toute espèce de récidive.

Quelquefois les symptômes spasmodiques consé-

cutifs à la stase de matières stercorales, sont exclusivement locaux et se lient à d'autres altérations
tout-à-fait dépendantes de la même cause. Ainsi,
par exemple, sur l'officier d'artillerie dont nous
avons parlé et que M. le professeur DUBRUEIL guérit
par l'excision d'une valvule intrà-rectale, les efforts
violents et souvent inutiles de défécation, en provoquant les contractions répétées et la surexcitation
habituelle du sphincter interne de l'anus, avaient
amené une hypertrophie des fibres charnues et leur
constriction spasmodique. Tout en remplissant les
indications particulières qui se rapportaient à ces
derniers accidents, le chirurgien s'attacha surtout, et
avec raison, à enlever la cause mécanique qui en
était le véritable point de départ.

L'étranglement herniaire engourdit l'action contractile du tube intestinal, de telle sorte, qu'après
avoir enlevé par l'opération la cause mécanique
de l'étranglement, on n'en voit pas moins persister
les accidents qui se rattachent à l'obstruction stercorale. Quelquefois ces accidents simulent ceux
d'une péritonite inflammatoire, et comme dans les
opérations de ce genre, l'esprit du chirurgien est
toujours prévenu contre cette terrible complication,
il est très facile, dans la pratique, de se laisser en-
traîner vers l'adoption de moyens exclusivement
antiphlogistiques, au détriment de ceux qui sont
réellement indiqués. Je vais en citer un exemple.

Le 11 janvier 1837, le professeur Serre opéra
une femme atteinte de hernie crurale étranglée, en
présence du professeur Dugès et du docteur Es-
pezel. Le débridement fut fait directemen en haut
et la réduction fut complète. Peu de temps après, la
malade éprouva de vives angoisses, des nausées,
des envies de vomir. Le ventre était douloureux,
météorisé et ballonné, mais d'une manière inégale.
Quelques personnes crurent à l'invasion d'une péritonite et conseillèrent l'application des sangsues.
M. Serre, ayant égard à ce que plusieurs anses
intestinales se dessinaient et faisaient saillie au-
dessous des parois abdominales, en même temps
qu'elles offraient une consistance pâteuse, rejeta
l'idée d'une péritonite et ne vit dans tous ces symptômes que la preuve d'une paresse, d'un engourdissement intestinal. En conséquence, il mit en
usage les moyens propres à exciter la contraction
du tube et à expulser les gaz et les matières qu'il
contenait. Une potion huileuse, un lavement avec
la décoction de follicules de séné, et quelques
douces frictions sur l'abdomen provoquèrent, en
effet, des évacuations très abondantes et la guérison
ne fut entravée par aucun autre accident. En nous
racontant ce fait, le professeur Serre insistait sur
les avantages de cette pratique, et il recommandait
l'administration d'un purgatif après tout débridement herniaire et avant l'apparition des symptômes.

inflammatoires. Il donnait la préférence à la potion de RICHTER qui, comme on le sait, est un composé de purgatifs et d'antispasmodiques.

De pareils exemples suffisent pour recommander cette attention minutieuse, avec laquelle il faut étudier toutes les conditions au milieu desquelles se développe une maladie, et rechercher quel est le véritable rôle de l'obstruction stercorale dans l'évolution des phénomènes.

S'il est incontestable que la diminution du calibre intestinal par une cause organique doit, ainsi que nous l'avons démontré, être prise en considération dans la pathogénie des tumeurs stercorales, il ne l'est pas moins que, dans la grande majorité des cas, la cause première et réelle de ces états morbides échappe à nos sens, qu'elle est tout entière dynamique et ne peut être saisie qu'avec l'emploi sagement dirigé de la méthode d'induction.

Ici se présentent immédiatement à l'esprit ces troubles digestifs de toute nature, dont la source se trouve dans la vie sédentaire et dans certaines professions. Je n'ai garde d'aller refaire à ce sujet ce qui a été déjà si bien fait par d'autres, et je me contente de rappeler cette foule de névroses, de gastralgies, d'entéralgies, d'inerties intestinales, etc., qui prennent leur origine dans les circonstances physiques au sein desquelles nous vivons, et dans la manière dont nous mettons en jeu nos forces motrices. Ces altérations fonctionnelles sont le point de départ de constipations opiniâtres qui cessent souvent d'être un symptôme ou un épiphénomène et montent elles-mêmes au rang de causes fécondes en tristes conséquences. Notre intention n'est pas d'exposer tous les faits qui se rapportent à cette sorte d'étiologie, nous désirons seulement arrêter l'attention du lecteur sur quelques données pathologiques, qui ne nous paraissent pas encore avoir été appréciées à leur juste valeur.

Remarquons d'abord que ce n'est pas tant la rareté des évacuations alvines qui caractérise la constipation ordinaire, que l'augmentation de consistance des matières excrétées. Il est des personnes qui ne se présentent à la garde-robe qu'à plusieurs jours d'intervalle et qui ne sont nullement constipées (1). Il en est d'autres qui sont douées d'une idiosyncrasie contraire sans qu'il existe le moindre trouble dans la santé. Tel est cet homme dont parle HÉBERDEN, qui eut douze évacuations alvines chaque jour pendant trente ans et sept pendant sept autres années. Les tempéraments secs, nerveux, accusent

---

(1) P. FRANCK parle dans ses cahiers du comte E..., qui depuis sa première jeunesse n'allait à la selle que tous les sept ou huit jours, sans avoir jamais ressenti aucune souffrance, quoique arrivé à l'âge de 60 ans. (PUCHELT, *Maladies du tube intestinal*, addition à J. FRANCK.)

un resserrement du ventre, qui n'existe guère chez
les individus mous, lymphatiques et gorgés de
fluides blancs. C'est, qu'en effet, un degré convenable
d'humidité muqueuse est nécessaire pour donner aux
matières alimentaires la fluidité qui facilite leur
progression.

Ces considérations nous aident à comprendre la
constipation qui accompagne si souvent la convalescence des maladies qui ont amené l'épuisement
et l'émaciation du corps. A l'état de débilité ou
d'atonie de la tunique musculaire de l'intestin, se joint
le défaut d'une sécrétion suffisante de la part de la
muqueuse et de ses follicules. Ce fait existe surtout
après les maladies intestinales, à la suite des flux
diarrhéïques, des purgations et surtout des purgations par les substances salines, qui provoquent
particulièrement une sécrétion intestinale abondante
et semblent en épuiser la source. Le défaut de sécrétion biliaire amène les mêmes résultats. On les
retrouve encore après l'usage des substances absor-
bantes, telles que le sous-nitrate de bismuth, la
magnésie, etc....

Les malades qui font le sujet de nos deux premières observations se trouvaient précisément dans
les conditions de maigreur et de sécheresse que nous
venons de signaler. La sécrétion intestinale, tarie en
quelque sorte dans sa source, ne lubrifiait pas la
face interne du tube et rien n'étant fait pour l'ex-

citer ou la suppléer, à cause de l'erreur de diagnostic, il s'ensuivait un empêchement à la circulation des matières contenues. Nous ferons remarquer
que ce serait très incomplètement obéir à l'indication
qui surgit de cet état pathologique, si l'on se contentait d'administrer des boissons aqueuses abondantes. Les liquides aqueux agissent peu comme re-
lâchants; ils sont absorbés et éliminés au besoin par
la transpiration et la sécrétion urinaire. Le liquide
destiné normalement à remplir le but désiré, et que
sécrètent les follicules intestinaux, possède les qualités onctueuses le mieux appropriées à la fonction.
En outre, il naît de tous les points de la muqueuse;
et le bol alimentaire qui le retrouve partout dans sa
marche, en provoque, par sa présence, une plus
abondante production.

Ce défaut de sécrétion n'est point toujours lié à
l'inertie intestinale. Quelquefois, au contraire, il
s'accompagne d'une surexcitation nerveuse ou d'une
véritable irritation inflammatoire. C'est une notion
vulgaire que la suspension de toute sécrétion,
lorsqu'une irritation envahit une muqueuse. Ce que
l'on voit au début du coryza, le démontre tous les
jours suffisamment. Nous avons observé ce même
phénomène dans le tube intestinal, à la suite d'un
usage inconsidéré de purgatifs. La sensibilité du
ventre, une chaleur intérieure et une constipation
rebelle ne cédèrent qu'à quelques antiphlogistiques
légers et à l'usage de calmants.

Il est des individus chez lesquels l'abus des substances purgatives produit un effet inverse et plonge le système digestif dans un état de torpeur et presque de paralysie en même temps qu'il tarit toutes les sécrétions. Un fait digne, sous ce rapport, d'être médité, a été recueilli dernièrement à l'hôpital de la Charité, dans le service de M. GUENEAU DE MUSSY, suppléant du professeur FOUQUIER (1).

Un homme de 31 ans, tisseur, doué d'un tempérament bilioso-sanguin, désirant se débarrasser d'un mal de gorge chronique, crut devoir, de son chef, se mettre à l'usage de la médecine LE ROY. Il prit quarante de ces médecines, tant vomitifs que purgatifs, successivement et à un jour d'intervalle. La résolution du mal de gorge eut lieu un mois après le commencement de ce traitement; mais, voulant assurer sa guérison, il avait jugé à propos de continuer encore. Il n'est pas besoin de dire que sous l'influence de ce puissant drastique dont l'aloès, le jalap et la scammonée font la base, il y eut d'abondantes évacuations. Mais bientôt il se manifesta une douleur dans la fosse iliaque gauche et il fut impossible au malade d'aller naturellement à la garde-robe. En vain il attendait pendant huit ou dix jours, il était toujours obligé de revenir aux purgatifs, qui ne déterminaient qu'avec peine l'expulsion de

---

(1) *Union Médicale*, 19 février 1850.

matières dures, sèches, en petites masses et comme ovillées. En même temps l'amaigrissement et la décoloration firent des progrès et le malade fut pris d'une langueur extrême et d'un profond dégoût pour le travail. Du reste, il n'y avait point de fièvre, point de chaleur anormale, point de gêne dans aucune autre fonction. — Le malade est encore actuellement soumis à un traitement basé sur l'état d'inertie et de sécheresse du tube digestif.

Après avoir fait la part des dispositions vitales et organiques que présente le tube digestif, il est encore permis quelquefois de rattacher la production des tumeurs stercorales à la nature même des aliments ingérés. Ainsi, dans l'observation que nous avons empruntée au docteur BAUZA, le sujet, pressé par la faim, avait mangé, la veille du jour où la tumeur apparut, deux galettes et deux livres de figues sèches. Un autre malade, traité par M. le docteur LAVERGNE, de Montredon, avait avalé le matin à jeûn trois livres de figues et une énorme ration de soupe. — On sait que l'alimentation, composée de farineux et de certains végétaux, est une cause fréquente de constipation. Les résidus de ces substances sont peu stimulants pour l'intestin et expliquent la paresse du ventre. Cette paresse est, du reste, d'autant plus grande, que les substances ingérées sont elles-mêmes plus sèches et moins assimilables.

Les symptômes des tumeurs stercorales varient de caractère et d'intensité en présentant une infinité de nuances, depuis le simple embarras intestinal jusqu'à l'iléus le plus alarmant. Une scène morbide qui s'ouvre par le sentiment d'un simple malaise peut, si l'art n'intervient d'une manière opportune, se terminer par des angoisses inexprimables, par des vomissements stercoraux, par le délire, le hoquet, les lipothymies et la mort. D'autres fois, le système entier prend une moindre part aux troubles des fonctions intestinales, le mal se localise et si la nature est impuissante à produire des déjections par les voies naturelles, elle se crée des ressources inusitées et arrive, à travers des dangers variables, à éliminer les matières nuisibles par des voies accidentelles. Une inflammation ulcérative ou suppurative se développe dans les points correspondants à la tumeur et vient lui donner issue. Mon but n'étant point d'écrire une monographie, je néglige cette face particulière de la question. Je me contenterai d'ajouter quelques considérations sur un point de la symptomatologie des tumeurs stercorales, où l'erreur est facile et qui a de l'importance pour le diagnostic.

On a vu dans notre première observation que le

sujet avait présenté des alternatives de diarrhée et
de constipation , et l'on a pu facilement se rendre
compte de ces phénomènes en réfléchissant à l'action
irritante que peut produire la stase des matières ,
lorsqu'elle s'accroît ou se prolonge de manière à
surexciter les fonctions sécrétoires et contractiles de
l'intestin. Mais , en outre, il se présente des cas où
la diarrhée est continue et où la persistance de ce
symptôme, absorbant toute l'attention, soit du médecin , soit du malade , on laisse inaperçues des
tumeurs stercorales qui existent pourtant réellement. Nous avons assisté à l'autopsie d'un sujet qui
succomba à une diarrhée chronique et dont le canal
intestinal renfermait, un peu au-dessus du cœcum,
cinq scybales d'une dureté extrême et d'un volume
à peu près égal à celui d'une grosse noix.

Cette coïncidence de la diarrhée avec les tumeurs
stercorales s'explique par la conservation plus ou
moins complète de la perméabilité du canal , les
matières étant logées et retenues dans quelque
diverticulum ou dans quelque renflement dilaté des
parois digestives. Il arrive alors ce que l'on observe
dans les étranglements herniaires, où l'intestin n'est
que pincé par l'anneau constricteur, et où son calibre est en partie conservé. — De pareilles conditions non seulement permettent la circulation des
matières , mais encore ici, comme dans les tumeurs
stercorales dont nous venons de parler, elles activent

cette circulation et, en irritant l'organe, précipitent ses contractions péristaltiques et portent sur lui les mouvements fluxionnaires. CALLISEN, PARRISH, KIRSCHNER et autres observateurs nous en ont fourni des exemples (1). Si l'on n'est pas prévenu de la possibilité de ces événements, on peut s'arrêter à de fausses interprétations et tomber dans de graves erreurs. Nous l'avons montré à propos des étranglements herniaires, en rapportant dans un autre travail l'observation que nous tenions du professeur DELMAS, d'un étranglement d'une portion d'intestin, devenu mortel parce qu'il fut méconnu par le chirurgien en chef de l'hôpital de Rouen. La non interruption, la fréquence même plus considérable des déjections alvines firent prévaloir l'opinion que les symptômes généraux n'étaient que sympathiques d'une inflammation externe; mais l'autopsie permit bientôt de constater la gangrène d'une portion du calibre intestinal, qui avait été pincée par l'anneau aponévrotique (2). Dans ces circonstances, il importe donc de

_____

(1) CALLISEN, *De diarrhœa cum obstructione alvi haud infrequenter comitis*. — KIRSCHNER a observé un cas de diarrhée causé par plusieurs centaines de noyaux de cerises amassés dans le rectum.

(2) Il n'est pas rare de voir ainsi les symptômes d'étranglement herniaire mal interprétés ou méconnus. — Le 26 octobre dernier, pendant que le choléra faisait quelques victimes dans notre ville, on envoya à l'hôpital St-Eloi, comme cholérique, le nommé GRAU, espagnol, âgé de 40 ans. — L'examen du

comparer entre eux tous les phénomènes observés, de rechercher leurs rapports et de les placer en regard des faits déjà connus et sous la lumière d'une habile induction.

On devra tenir compte d'une manière toute spéciale des connexions qu'affecte la tumeur avec les organes voisins. Souvent ainsi on arrive à la véritable cause de troubles fonctionnels très variés. On a vu, par exemple, des pesanteurs aux membres abdominaux, même une névralgie sciatique, être la conséquence d'une tumeur stercorale énorme, renfermée dans le rectum et qui comprimait le plexus sacré (PIORRY). L'œdème d'un membre inférieur s'est développé à la suite de la compression de la veine hypogastrique par une cause semblable (SABATIER). On a pu expliquer de la même manière des douleurs vives dans le testicule (DUCOS), des ictères rebelles (MARSH de Dublin), des congestions céphaliques et thoraciques par suite de la compression des gros vaisseaux (BORTHWICK), des paralysies d'un membre inférieur (DEJEAN). M. le docteur

---

ventre ayant fait découvrir une tumeur à l'aine droite, GRAU fut immédiatement évacué du service des fiévreux dans celui de la clinique chirurgicale. Il présentait alors la face grippée, le pouls petit et serré, des douleurs abdominales, des vomissements bilieux, etc. — Un examen attentif nous donna la conviction qu'il s'agissait d'un véritable étranglement herniaire, et le traitement que nous instituâmes en conséquence mena la réduction et mit fin à toute espèce d'accidents.

BAUZA signale des tumeurs stercorales qui ont pu comprimer les nerfs lombaires et produire un lumbago, peser sur l'utérus, l'abaisser et le dévier en faisant naître les symptômes propres à ces déplacements.

L'application d'une analyse sévère peut seule, en pareille occurrence, fournir les bases d'un traitement rationnel. Souvent même, nous devons l'avouer, la marche insidieuse de l'affection pourra, aux yeux des plus clairvoyants, en masquer la véritable nature. FORESTUS a dit avec raison : *Non solùm vulgares, verùm etiam peritissimi medici decipi solent ; adeò difficilis est ab initio horum affectuum distinctio. Quemadmodùm et ipse* GALENUS *deceptus fuit cùm crederet se à calculo ureterum impuncto dolore affici, injecto sibi rutaceo oleo, gravissimo cum dolore excrevit humorem vitreum (à Praxagorá sic appellatum) ; statìmque dolore sedato cognovit, nèque lapidem fuisse causam, neque in ureteribus aut renibus locum fuisse affectum, sed in intestinis potiùs, præcipuè verò crassioribus* (1). De pareils exemples et tous ceux qui servent de base à ce Mémoire, justifient pleinement la réserve que nous recommandons au médecin avant d'appliquer les moyens thérapeutiques. En présence d'un malade, il faut rechercher avec la plus vive sollicitude tous les élé-

---

(1) FORESTUS, *De intestinorum affectu*, livre XXI, obs. 3.

ments du problème pathologique qui nous est soumis, afin d'arriver à la solution la plus sûre et la plus complète.

La thérapeutique des tumeurs stercorales étant subordonnée aux causes dont elles dépendent, et ces causes, ainsi que nous l'avons démontré, étant très variées, il n'est pas possible de tracer à ce sujet des règles générales. Les obstacles mécaniques, les lésions de tissu, les affections spasmodiques, l'irritation, etc., seront combattus par des moyens appropriés. Il en sera de même des accidents que ces tumeurs font naître ou qui viennent compliquer la maladie première. La seule indication qui se présente constamment avec la même valeur, est celle qui se rattache à la nécessité de leur évacuation; mais le moment et les moyens d'agir dans ce dernier but doivent être choisis avec discernement. Il serait inopportun, par exemple, d'aller par des drastiques ou d'autres remèdes irritants, exciter des contractions expulsives violentes, lorsque l'intestin est déjà frappé d'inflammation et de gangrène, ou lorsque la nature a commencé le travail d'une élimination par des voies accidentelles.

En général, l'inertie, la sécheresse de l'appareil digestif fournissent les principales indications. Je n'entreprendrai pas l'énumération de tous les moyens qui ont été proposés ou mis en usage pour remédier à ces lésions fonctionnelles. Je me bornerai à

11

émettre quelques considérations sur ceux qui, tous les jours, me paraissent rendre le plus de services (1).

----

(1) Sous ce titre : *Obstruction considérable des intestins*, le docteur Thomas WILSON a inséré dans le journal *The Lancet*, une observation dont la *Gazette Médicale* de Paris, nous a donné l'analyse dans le numéro du 21 novembre 1846, pag. 923. Nous croyons devoir la reproduire comme afférente à notre sujet et comme très propre à susciter des réflexions instructives au point de vue de la thérapeutique de ces affections.

Un homme d'un âge moyen souffrit beaucoup et pendant longtemps du côté des intestins. L'attaque décrite par le docteur WILSON, commença par un sentiment de pincement douloureux vers l'ombilic; la douleur augmentait par le toucher. La région du colon était indolente, flasque et vide de gaz. Langue chargée; pouls fort, plein à 100 pulsations. Les attaques précédentes avaient toujours présenté le caractère inflammatoire et avaient été traitées avec succès par les antiphlogistiques unis aux apéritifs et aux lavements de térébenthine. On eut recours au même traitement. *Quinze sangsues autour de l'ombilic ; fomentations chaudes ; administration d'une goutte d'huile de croton unie au calomel et à l'extrait de coloquinte, qu'on alternait toutes les quatre heures avec l'huile de ricin.* Le jour suivant (24 février), le soulagement étant peu prononcé, lavement apéritif contenant du *sulfate de magnésie, de l'aloès et de l'huile de lin.* L'huile de ricin ayant été vomie, on la remplaça par une mixture au *sulfate de magnésie et à la teinture de colchique; les pilules à l'huile de croton furent continuées.* Dans la soirée, lavement contenant *trois onces de térébenthine, deux onces d'huile de lin, trois gouttes d'huile de croton et deux scrupules de poudre de jalap.* Aucun effet. Le 25, aggravation des accidents ; vomissements se succédant à chaque dose de mixture, et amenant une

Je rappellerai d'abord que l'administration des
purgatifs de toute nature, qui peut être commandée
momentanément pour réveiller les muscles intesti-

---

matière semblable à du marc de café. La douleur abdominale
continue, quoique peu augmentée par la pression. Air d'anxiété; voix faible; pouls à 110 et très plein. *Poudres de Jalap
et de scammonée, 2 scrupules; calomel, 1 scrupule, à prendre en
deux fois à deux heures de distance.* Ces médicaments furent
gardés par l'estomac, mais ne produisirent aucun résultat par
les voies inférieures. Sur le conseil du docteur HORNER,
appelé en consultation, *on pratiqua une saignée de 12 onces
et l'on ordonna un drachme de fiel de bœuf, 12 gouttes d'huile
de croton, le tout divisé en 18 pilules, trois de deux en deux
heures; lavement contenant encore 6 gouttes d'huile de croton
dans une pinte d'eau de savon.* Ces pilules n'ayant pu être
supportées à cause de leur mauvais goût, on leur substitua les
suivantes: *huile de croton, 12 gouttes, huile de Carraway,
4 gouttes; carbonate de magnésie, quantité suffisante pour
12 pilules, à prendre deux toutes les deux heures.*
Le 26, on constate que le sang tiré de la veine n'est pas
couenneux. Toutes les pilules ont été prises sans déterminer
de vomissements, mais toujours sans produire d'action sur les
intestins. *Large sinapisme sur le ventre; bain de siége très
chaud; 10 grains de poudre de gomme gutte et 1 scrupule de
poudre de scammonée, donnés d'heure en heure, alternative-
ment avec une forte infusion de séné, contenant aussi des sels
purgatifs et du jalap.* La poudre fut conservée par l'estomac,
mais l'infusion fut rejetée comme l'avaient été tous les autres
remèdes liquides. *Poudre de gomme gutte, 50 grains; poudre
de scammonée, 5 scrupules:* le tout inutilement. On eut recours
alors à un lavement contenant 4 onces d'essence de térébenthine
et 4 onces de teinture de séné. Un quart-d'heure après, légère
évacuation. Dans l'espace de deux heures, évacuations

naux et solliciter leur contraction expulsive, serait
très propre à entretenir ces lésions, si elle était
continuée après l'évacuation des tumeurs stercorales. Les purgatifs salins et surtout les drastiques
amèneraient ce résultat avec plus de certitude que
les laxatifs huileux, et il sera facile de s'en rendre
compte, si l'on veut bien joindre aux considérations

nombreuses et abondantes. On cessa pour le moment les
poudres purgatives et l'on administra un *léger narcotique*,
dans le but de procurer quelque repos au malade ; mais une
heure après, *on revint au purgatif.* La liberté du ventre se
rétablit définitivement, et le malade ne tarda pas à entrer en
convalescence. La quantité considérable de médicaments pris
à l'intérieur n'eut aucune influence fâcheuse sur la santé.

L'auteur rapporte la maladie à un *état d'inertie momentanée*
des parois intestinales. L'analyste de la *Gazette Médicale* croit
plutôt à un état rhumatoïde avec astriction ou à une contrac-
ture aiguë.

Cette observation peut servir à démontrer jusqu'à quel
degré s'élève quelquefois la tolérance du système vivant pour
les agents médicamenteux les plus énergiques ; mais elle ne
doit pas être donnée au praticien comme un modèle à suivre.
Une analyse un peu sévère prouverait aisément que les indications n'ont pas toujours été remplies d'une manière très
rationnelle. Quoique l'auteur ait omis de signaler bien des circonstances propres à éclairer l'origine et la marche de la maladie, on peut dire néanmoins que l'on a insisté bien longtemps et imprudemment sur l'administration des drastiques
par la bouche. Nous ne doutons pas, pour notre compte,
qu'un traitement, institué sur les bases que nous posons dans
ce travail, n'eût amené promptement et sans danger le réta-
blissement des excrétions.

précédemment émises, le souvenir du mode d'action
propre à chacun de ces remèdes. Il est bon de noter
encore, que les véritables purgatifs s'adressent plus
spécialement au gros intestins, et que par conséquent la diminution de vitalité et l'effet altérant
qui suivent une excitation passagère, se prononcent
précisément dans la portion du tube digestif le
plus exposé aux obstructions stercorales. Cette considération vient donc à l'appui du précepte de n'user
de ces remèdes énergiques que dans une absolue
nécessité.

L'action asthénique consécutive à l'administration
des purgatifs proprement dits, ne se présente pas
au même degré après l'ingestion des laxatifs ou
minoratifs. Ceux-ci jouissent de qualités émollientes
et accélèrent les mouvements péristaltiques de l'intestin sans l'irriter. Ils provoquent médiocrement
la sécrétion des fluides intestinaux, et par leurs
qualités onctueuses favorisent le glissement des matières sur la surface du canal digestif. Par conséquent, à part les cas exceptionnels où l'on désirera
obtenir une excitation plus violente, on choisira de
préférence les laxatifs émollients, les huiles grasses
ou les substances dans lesquelles abondent les principes mucoso-sucrés. La manne, les huiles d'amandes
ou d'olives, l'huile de ricin récemment préparée à
froid et sans torréfaction, la décoction de poirée,
le miel, etc.., suffiront pour remplir les indications

ordinaires. On pourra quelquefois les suppléer avec avantage par les purgatifs tempérants et acidules, tels que le tamarin, la casse, les pruneaux noirs, etc.

Dans les maladies qui nous occupent, le praticien obéit aux indications pressantes par l'emploi des agents que je viens de signaler; mais ordinairement cette voie ne suffit pas pour conduire à la guérison radicale. Il faut déterminer dans l'organe cette modification intime et continue qui se lie à l'état physiologique; il faut ramener au type normal et d'une manière permanente les forces toniques et contractiles de l'appareil intestinal, ainsi que l'exhalation muqueuse et les sécrétions glandulaires dont il est le siége. Dans ce but, on s'adressera à tous les moyens propres à récorporer les organes affaiblis, à rendre la nutrition plus active, l'assimilation plus complète. Nous avons indiqué sommairement, dans l'exposé de nos observations personnelles, les sources où nous avions puisé des agents curatifs; nous avons parlé de l'heureuse influence des lavements et des douches d'eau froide, du massage, des frictions sur la peau, etc., et nous insistons sur la grande utilité de tous ces moyens qui réveillent la contractilité et favorisent la circulation des fluides. Nous avons en même temps mentionné l'introduction dans la cavité rectale de corps inertes non médicamenteux et n'agissant,

comme les mèches de charpie, que par leur présence. Cette manœuvre stimule l'intestin, et c'est
avec raison que M. L. FLEURY en a fait, il y a
quelques années, l'objet d'une recommandation spéciale (1).

Il nous reste maintenant à signaler les moyens
curatifs par excellence ; ceux qui s'adressent à tout
l'organisme et le placent dans des conditions favorables à l'accomplissement régulier de ses fonctions.
Si l'on réfléchit aux puissantes influences qu'exer-

---

(1) On a récemment entrenu le public médical d'un traitement particulier dont l'efficacité serait démontrée contre les
affections nerveuses gastro-intestinales idiopathiques et symptomatiques, et qui mérite ici une mention particulière. Des
faits cités par M. le docteur BELLOC, attestent l'heureuse et
rapide influence sur la marche de ces maladies de l'ingestion du charbon végétal. Des dyspepsies rebelles, des constipations douloureuses, des accidents digestifs très variés, ont
cédé à l'action de ce remède, après avoir résisté à une foule
d'autres agents. Des membres de l'Académie de médecine,
MM. RÉCAMIER, CAVENTOU et PATISSIER ont vérifié sur des
malades et confirmé les assertions du docteur BELLOC. Le
charbon doit être administré en poudre, à la dose de quatre à
cinq cuillerées à bouche par jour, à prendre avant ou après le
repas. — Le charbon préférable est celui de bois légers et
poreux, tels que ceux de saule blanc, de sapin, de mélèze et
particulièrement, suivant le docteur BELLOC, celui de peu-
plier vert, cueilli pendant la montée de la sève et charbonné
dans des vases en fonte bien clos, que l'on fait chauffer jusqu'au rouge blanc. (Voy. *Journal des conn. médic. chirurg.*,
15 mars 1850 et séance de l'Académie nationale de médecine
du 27 décembre 1849.)

cent sur le corps humain le régime, le genre de vie, les habitudes, les professions, l'habitation, etc., on comprendra que c'est surtout dans ces influences qu'il faut placer l'espoir de modifier ces états chroniques, qui accusent le défaut de principes stimulants et réparateurs.

Je n'ai pas besoin d'insister sur l'urgence de réformer une alimentation insuffisante ou de mauvaise nature, et de renoncer aux habitations insalubres et aux professions qui exposent aux émanations délétères. Cette règle intervient de droit dans l'institution de tout traitement. Mais il faut ajouter qu'il est des professions qui amènent plus particulièrement des désordres intestinaux, la constipation et ses conséquences. Ainsi, les exhalaisons métalliques, et parmi elles les exhalaisons saturnines, auxquelles un si grand nombre d'ouvriers doivent leurs infirmités, leur misère et leur mort prématurée, agissent avec prédilection sur le tube digestif, en supprimant ses sécrétions et ses mouvements normaux, en faisant naître cette entéralgie spasmodique, connue sous le nom de colique saturnine, et que M. BRACHET, de Lyon, a regardé comme une convulsion tonique des fibres musculaires, comme un véritable tétanos du tube intestinal. Supprimer toutes ces influences pernicieuses, est la première conduite à tenir.

Mais dans les cas ordinaires et après les maladies

soit aiguës, soit chroniques, on voit souvent les fonctions ne se rétablir qu'avec lenteur, la physionomie rester triste et débile, l'appétit languissant, les forces chancelantes et le système nerveux très irritable, parce qu'on fait subir trop longtemps au malade la diète, la réclusion et le repos. Dans notre deuxième observation, M. L.... nous a montré au plus haut degré les funestes effets de ces causes débilitantes, en même temps que les bienfaits d'un retour à la vie active.

Rien n'est plus propre, en effet, lorsque la maladie a fourni sa carrière, à secouer notre être de l'engourdissement général où elle l'a plongé, que les excitants naturels que nous trouvons dans le monde extérieur. Les impressions qui tirent leur source du soleil et de la lumière, du contact de l'air libre, du mouvement et de la vie de relation, sont très efficaces pour rétablir l'harmonie entre toutes les fonctions, pour diminuer l'exaltation morbide des unes et réveiller le sommeil où d'autres semblent encore plongées. Si l'on considère les modifications profondes que la jouissance ou la privation de ces influences bienfaisantes amène chez l'homme bien portant, on concevra toute leur utilité dans la convalescence. Dans les affections intestinales, qui font le sujet de ce Mémoire, une gymnastique et un régime parfaitement appropriés à l'état du malade, seront plus puissants pour

accomplir la guérison que toutes les richesses
pharmaceutiques. Qu'un air pur fournisse des
matériaux à l'hématose, qu'une alimentation bien
ordonnée livre à l'absorption des molécules assimilables, qu'un exercice convenablement dirigé accé-
lère le mouvement des fluides dans l'intimité des
tissus, et la cause active de la vie sera placée dans
les conditions les plus favorables à la manifestation
régulière de tous ses actes.

*Neque intempestivas, neque vehementissimas vaso-
rum inanitiones moliri fas est* (1). *Tenuis et exacta
victûs ratio, cum in morbis longis semper, tum in
acutis, ubi non admittitur, parum tuta est* (2).
*In tenui victûs ratione delinquunt ægri, ob quod
magis læduntur* (3).

*Eò magis et densum et purpureum sanguinem esse
quò validius homo se exercuerit motu musculorum* (4).

---

(1) Hippocrate, *De ratione victûs in morbis acutis, cap.* I.
(2) Hippocrate, *Aphorismi, sect.* I.
(3) Hippocrate, *Ibid.*
(4) Boerhaave, *Institutiones rei medicæ.*

QUATRIÈME MÉMOIRE.

OPÉRATION DE TAILLE RECTO - PROSTATIQUE.

AUBERT (Pierre), cultivateur, de Lodève (Hérault), âgé de 39 ans, est entré à l'hôpital Saint-Eloi le 6 août 1849 (1).

Ce sujet, né de parents sains, est doué d'un tempérament bilioso-sanguin et d'une assez bonne constitution; il a perdu l'œil gauche dans son jeune

---

(1) Les détails de cette observation ont été recueillis par M. MOUTET, Chef de Clinique chirurgicale, et M. CELLARIER, aide-anatomiste de la Faculté de Médecine.

âge et à la suite d'un accident. Sa manière de vivre n'offre aucune circonstance qui puisse se rapporter à l'étiologie de l'affection dont il éprouve depuis longtemps les fâcheux effets. Il raconte qu'à l'âge de cinq ans et plus tard, vers l'âge de quinze ans, il rendit sans douleur de petits graviers par l'urètre. Depuis cette dernière date environ, les urines ont toujours été plus ou moins bourbeuses et ont fourni un sédiment sablonneux. Cependant, à part quelques douleurs passagères et un sentiment de pesanteur au périnée, il a pu se livrer à ses occupations habituelles sans trop de peine jusqu'à l'âge de 37 ans. Alors les symptômes ont acquis plus d'intensité et le travail ou la marche ont commencé à réveiller de vives souffrances; mais c'est depuis cinq mois que l'état du malade s'est particulièrement aggravé.

La pesanteur au périnée et à l'anus est continue et parfois extrêmement pénible. Les douleurs vésicales sont violentes surtout pendant et après l'émission des urines, ainsi que sous l'influence des mouvements qui impriment des secousses au bassin.

A plusieurs reprises, il y a eu dysurie et même strangurie, d'autres fois incontinence d'urine, et enfin, dans certains cas, le jet de l'urine, après une issue facile et naturelle, s'est trouvé brusquement interrompu. Ce liquide est constamment chargé de matières mucoso-purulentes. Le malade est tourmenté par une sensation de prurit continuelle au méat urétral.

Il nous dit avoir eu plusieurs fois de la diarrhée ; mais il n'attache aucune importance à cette circons- tance, sur laquelle nous reviendrons bientôt. Ces divers accidents se sont, par moments, considéra- blement aggravés, et alors il est survenu un mou- vement fébrile , de l'insomnie et le besoin d'un repos absolu.

Aubert s'est adressé à quelques médecins , qui l'ont sondé à plusieurs reprises et ont facilement constaté l'existence d'un calcul vésical sans rien tenter pour l'en débarrasser. Lorsqu'il est entré à l'hôpital Saint-Eloi, nous avons reconnu les symptômes déjà énumérés , que la fatigue du voyage avait encore rendus plus saillants. Le cathétérisme n'augmente pas les souffrances et révèle l'existence d'un calcul engagé dans le col de la vessie. La sonde heurte contre cet obstacle et ne peut aller au-delà qu'en le repoussant en arrière et en glissant sur sa partie supérieure. Quand l'instrument a dépassé le col vési- cal, il transmet encore la sensation due au contact d'une pierre ; mais le choc qui en résulte est sourd et ressemble au frottement dû à la présence d'un corps rugueux.

L'exploration par le rectum fait reconnaître une énorme saillie de la face inférieure de la prostate vers la cavité intestinale. La tumeur qu'elle forme est d'une consistance inégale dans les points que le doigt peut aborder ; plus dure en arrière ; elle offre en avant un peu moins de résistance , comme si la prostate était dans ce lieu réduite à sa coque fibreuse.

Dans l'épaisseur du prépuce et près le filet du gland est une tumeur molle, ayant la grosseur d'une noisette et offrant tous les caractères d'un kyste séro-muqueux. Une incision confirme ce diagnostic ; mais en outre, elle donne issue à une matière mucoso-purulente, contenant des débris d'une substance pierreuse, d'apparence calcaire. Il est très aisé de s'assurer que ce kyste est complètement isolé du canal de l'urètre et n'a jamais eu avec ce dernier aucune communication. Les matières qu'il contenait n'ont pu, en conséquence, prendre hors de lui leur origine.

Notons enfin que le malade n'accuse aucune douleur dans la région rénale ni dans aucune autre cavité.

Le 8 août, voulant compléter l'exploration et mesurer la capacité de la vessie, je pousse dans ce réservoir deux injections tièdes, émollientes, qui sont immédiatement rejetées, l'organe ne s'étant prêté à aucune distension. En même temps, j'introduis un lithotriteur de HEURTELOUP de petit calibre ; mais il m'est impossible de déployer l'instrument. La vessie énergiquement contractée ne laisse aucun vide entre les parois et le corps étranger : je renonce immédiatement à toute manœuvre de ce genre et je retire le lithotriteur qui entraîne dans l'inégalité de ses dents des débris sablonneux, quoique ses branches n'aient pas été disjointes.

Ces tentatives bien courtes et bien légères retentissent néanmoins d'une manière fâcheuse sur l'organisme. Les douleurs vésicales deviennent plus vives et les difficultés d'uriner plus considérables. Le pouls est fébrile et la chaleur élevée. Des boissons délayantes, des bains, des sangsues au périnée et des fomentations émollientes et narcotiques sur l'hypogastre, suffisent pour modérer tous ces symptômes. Mais ils sont remplacés par ceux d'un état gastrique, qui cède à son tour au citrate de magnésie pris à dose purgative. Le malade nous apprend que chaque manœuvre de cathétérisme a toujours provoqué l'apparition d'accidents semblables.

Pendant qu'il usait ainsi de moyens tempérants et qu'il était soumis à notre observation, AUBERT attira notre attention sur quelques phénomènes insolites, dont son intelligence, un peu obtuse, n'avait pas compris l'importance et nous rendit l'élucidation difficile. Nous apprîmes enfin que dans la même journée et quelquefois dans la même heure il éprouvait de la diarrhée et une constipation opiniâtre, et nous reconnûmes qu'il rendait de l'urine par l'anus, soit pendant, soit après la miction par les voies ordinaires. La quantité d'urine rendue par l'anus est plus ou moins abondante, suivant des circonstances très variables, mais elle augmente toujours lorsque le malade fait des efforts pour rejeter ce liquide par l'urètre. L'urine rendue par cette dernière voie est toujours en proportion inverse pour la quantité avec celle qui s'échappe par l'intestin. Cet accident est celui auquel le malade faisait allusion, lorsqu'il nous apprenait qu'il éprouvait quelquefois de la diarrhée.

Ces signes rationnels d'une fistule vésico-rectale nous ayant porté à explorer de nouveau le rectum avec la plus grande attention, nous parvenons à découvrir sur la paroi antérieure de l'intestin, en arrière et au-dessus de la prostate une ouverture étroite, ayant à peu près la dimension d'une grosse plume d'oie et dont les bords durs et résistants étaient parfaitement cicatrisés. Une sonde d'argent poussée dans le rectum et dirigée par le doigt indicateur, pénètre aisément dans cette ouverture et va heurter soit contre les calculs que renferme la vessie, soit contre une autre sonde introduite par l'urètre. La fistule est à plus de sept centimètres (34 lignes) au-dessus de l'anus. Aubert affirme qu'il n'a jamais rendu par l'urètre ni des vents ni des matières fécales ; mais il ne fournit aucun renseignement positif sur l'époque à laquelle s'est établi cette communication entre le rectum et la vessie, ni sur les cir-

constances qui l'ont accompagnée. Il exprime seulement la croyance que cet accident a suivi de près
les manœuvres de cathétérisme exercées par un
chirurgien de son pays.

En résumé , l'état actuel de notre malade nous
permet de noter les circonstances suivantes :

1º Calculs multiples ; les uns sont engagés dans
le col de la vessie et l'on a de la peine à les dépri-
mer pour ouvrir un passage à la sonde. Les autres
sont mobiles dans le bas-fond vésical et peuvent
être soulevés et déplacés avec la sonde introduite
par la fistule. Ceux-ci changent même spontanément
de position et viennent parfois, comme une soupape ,
s'appliquer au-dessus de la fistule vésico-rectale.
C'est ainsi que l'on explique comment l'urine ne
s'écoule pas constamment par cette voie.

2º Gonflement considérable de la prostate avec
projection de cette glande vers la cavité rectale.

3º Fistule mettant en communication le rectum
et le bas-fond de la vessie.

4º Symptômes de cystite , douleurs , urines catarrhales et purulentes.

5º Absence de tout symptôme annonçant quelque
lésion des reins ou de tout autre viscère important.

Si nous mettons à profit toutes les notions que
nous possédons maintenant sur l'état de notre malade , il nous sera facile d'arriver à une analyse

12

anatomo-pathologique encore plus rigoureuse.
Ainsi, d'une part, le volume exagéré et l'altération
de consistance qu'offre la prostate, et, d'autre part,
la position constante ou l'engagement de calculs au
col vésical, la présence d'une fistule et l'écoulement
purulent, concourent à démontrer l'existence d'une
altération profonde de la paroi inférieure de la vessie
et d'une suppuration de la prostate. Cette glande est
évidemment le siége d'une inflammation ulcérative
qui a détruit la plus grande partie de son tissu.
Elle forme désormais une véritable coque ou un
second réservoir contigu au réservoir urinaire et
dans lequel se trouve logée la masse pierreuse qui
obstrue les avenues de la vessie. Que l'on considère
l'ancienneté du mal, dont l'origine remonte au
moins à vingt-quatre ans, et on s'expliquera la
gravité des lésions subies par les organes. Nous
n'avons jamais, pour notre compte, observé d'affection calculeuse fort ancienne sans un nombre plus
ou moins considérable de complications analogues à
celles présentées par notre sujet.

Quelle devait être la conduite du médecin à l'égard
du malade dont nous venons de raconter l'histoire ?
Et d'abord y avait-il lieu d'intervenir par une manœuvre chirurgicale ? Si l'on tient compte de l'exercice
régulier des principales fonctions, on n'hésitera pas
à répondre par l'affirmative. Abandonner le malade,

était le condamner à une mort certaine, et l'aggravation croissante des symptômes ne permettait pas
de fixer ce dénouement funeste à une époque bien
éloignée. D'un autre côté, malgré la gravité et la
multiplicité des désordres locaux, on pouvait espérer qu'ils n'avaient pas encore retenti sur l'ensemble
du système et spécialement sur les reins de manière
à enlever toute chance de succès. Nous n'ignorions
point que dans ces sortes de maladies, les reins sont
plus ou moins affectés et deviennent souvent le siége
de lésions dont la marche insidieuse est marquée par
les symptômes qui se rapportent à l'appareil urétro-
vésical. Mais rien, dans le cas présent, ne nous
révélait une néphrite, et la purulence des urines
s'expliquait d'une manière satisfaisante par l'état
de la vessie. D'ailleurs, dans l'hypothèse la plus
défavorable, des douleurs rénales qui n'auraient
pas une bien grande intensité, ne devraient pas être
considérées comme une contre-indication absolue à
l'opération de la taille. Ces souffrances des organes
sécréteurs de l'urine sont le plus ordinairement
consécutives au développement des calculs vésicaux,
et on peut espérer de ramener le calme dans tout
l'appareil urinaire en enlevant les produits de la
diathèse lithique. Nous avons nous-même constaté
cet heureux résultat sur des sujets, à l'égard desquels
l'état des reins avait fait naître l'hésitation dans
l'esprit du chirurgien, et chez lesquels pourtant le

premier effet de la cystotomie fut la guérison de l'irritation qui, par sympathie ou par continuité de tissu, avait gagné les organes sécréteurs.

Quant à la lithotritie, je crois inutile de démontrer combien il eût été irrationnel d'y soumettre notre malade. L'application en eût du reste été physiquement impossible, et l'exploration faite avec l'instrument de HEURTELOUP nous en avait donné la preuve, puisque nous n'avions pu faire subir au lithotriteur le moindre développement. En outre, AUBERT présentait les contre-indications les plus formelles de cette méthode opératoire. L'inflammation et la destruction ulcérative des tissus, et l'excessive impressionnabilité du sujet, excluaient impérieusement le genre et la multiplicité des manœuvres qui lui sont propres.

Enfin, la cystotomie hypogastrique n'est pour nous qu'une opération tout-à-fait exceptionnelle, venant toujours en dernière ligne parmi les tailles connues et pour laquelle nous ne nous déciderions que dans les cas où les diverses tailles sous-pubiennes ne sauraient remplir l'indication. Ces cas ne peuvent heureusement qu'être fort rares, et la possibilité de rendre les tailles sous-pubiennes suffisantes pour les calculs les plus volumineux que le lithotriteur saisira et brisera séance tenante, les rendra plus rares encore de jour en jour. La sévérité de notre jugement sur la section vésico-hypogastrique est loin d'être inspirée par des théories préconçues. Des faits, malheureusement bien significatifs, n'ont certes pas manqué à notre observation, et le procédé en plusieurs temps de M. VIDAL, de Cassis, ne nous donne pas encore le droit de changer nos convictions sur ce point.

Il nous restait donc à faire un choix parmi les diverses tailles sous-pubiennes, et nous crûmes devoir préférer la taille recto-prostatique pour les motifs que nous allons exposer.

Ceux qui ont lu et comparé les mémoires de SANSON (1), de VACCA BERLINGHIERI (2) et de SCARPA (3), savent ce qu'il faut maintenant penser sur les avantages et les inconvénients réels de la taille recto-vésicale. La discussion élevée entre ces deux derniers chirurgiens a permis de saisir la vérité au milieu des opinions dissidentes que la controverse a parfois de part et d'autre entaché d'exagération.

VACCA BERLINGHIERI avait dit : « Le point du périnée le plus rapproché de la vessie est celui correspondant à la partie antérieure du sphincter

---

(1) L.-J. SANSON, *Des moyens de parvenir à la vessie par le rectum*, 1817.

(2) André VACCA BERLINGHIERI, *Méthode d'extraire la pierre par la voie de l'intestin rectum*, traduction de BLAQUIÈRE, 1821.

(3) Ant. SCARPA, *Mémoires anatomiques et chirurgicaux sur la taille*, traduction d'OLLIVIER, 1826.

de l'anus; en coupant cette partie, puis la paroi
correspondante du rectum, la portion membraneuse
de l'urètre et la prostate, au moyen d'une incision qui n'intéresse qu'une médiocre épaisseur des
parties molles, on a procuré une large entrée aux
doigts, aux tenettes, et une sortie non moins
spacieuse à la pierre, en profitant de l'ouverture de
l'anus et de la cavité du rectum. Une incision qui
intéresse seulement sur la ligne médiane la partie
antérieure de l'anus, la paroi postérieure de l'urètre,
le col de la vessie et la prostate, ne compromet rien
d'important, ni vaisseau, ni autre partie. La pierre
la plus forte, retirée par l'écartement le plus grand
des branches de l'ischion, aura tout le développement nécessaire pour sa sortie. La direction, la
brièveté de la plaie rendront l'infiltration de l'urine
impossible, et l'émission des fragments qui pourraient être demeurés dans la vessie, d'une grande
facilité. — Les seules objections qu'on puisse faire
sont premièrement la blessure du rectum, et secon-
dement l'établissement d'une communication qui
rend possible le passage des fèces dans la vessie et
réciproquement de l'urine dans le rectum, et la
persistance d'une fistule. Mais, suivant VACCA, ces
objections n'ont aucun fondement, lorsque l'on s'arrête au second procédé de SANSON ou à la taille
recto-prostatique (1). »

(1) VACCA BERLINGHIERI, *loc. cit.*, pag. 92 *et passim.*

D'un autre côté, SCARPA, tout en convenant que la taille recto-prostatique ne permet pas la pénétration des fèces dans la vessie, accident qu'il croit très grave et auquel il a attribué dans deux circonstances la gangrène de ce réservoir, accumule les objections et reproche à ce procédé la section et la contusion d'un et quelquefois des deux conduits éjaculateurs; la formation d'une plaie exposée au contact des matières fécales qui la rendent douloureuse, fongueuse et rebelle à la cicatrisation; le danger d'une orchite; une difficulté plus grande pour l'extraction des calculs que dans les tailles latéralisées; l'établissement presque inévitable d'une fistule; le risque d'inciser le péritoine, comme le fit le professeur GÉRI, de Turin, etc., etc. (1).

Dans cette discussion aussi savante que consciencieuse et dont un grand nombre de faits ont fourni les éléments, nous avons puisé la conviction, que la taille recto-vésicale, quel que soit le procédé que l'on emploie, n'était encore qu'une méthode exceptionnelle que nous préférerions sans doute au haut appareil; mais que nous mettrions au-dessous des tailles périnéales vulgairement employées et en particulier des tailles latéralisée et bilatérale. Mais le cas actuel était précisément, à nos yeux, un de ces faits exceptionnels, qui s'accommodent mieux de la

_____

(1) SCARPA, *loc. cit.*, pag. 91 *et passim.*

méthode de SANSON et VACCA que d'aucune autre opération.

En effet, il était impossible de méconnaître, chez AUBERT, les efforts déjà tentés par la nature pour arriver à une expulsion spontanée des calculs vésicaux. La fistule établie était évidemment une conséquence du travail ulcératif qui avait éliminé l'un de ces corps étrangers en le portant dans le rectum. Dans ce point, cette œuvre d'élimination était accomplie, puisque la fistule présentait des bords entièrement cicatrisés. En outre, l'état actuel de la prostate, sa projection vers la cavité rectale, la fonte de son parenchyme, sa transformation en une coque presque uniquement fibreuse, l'amincissement des parois de cette coque, tout cet ensemble de conditions anatomiques n'indiquait-il pas que l'inflammation ulcérative ouvrait une nouvelle voie dans le tube intestinal, et que, dans ce point, l'opération pouvait réellement être considérée comme à moitié faite ? Le chirurgien n'avait, à notre avis, qu'à mettre un complément à cet acte pathologique qui, sous l'empire de la puissance médicatrice, tendait à opérer la délivrance du sujet par une destruction de tissu, fort redoutable sans doute dans ses conséquences, mais qui était le seul moyen dont la nature pût disposer. L'instrument tranchant devait donc terminer la section de la portion de cloison recto-prostatique qui existait encore, et ouvrir,

par cette manœuvre, une issue aussi courte que
facile aux calculs de la vessie.

D'autres considérations militaient encore en faveur
de la taille recto-prostatique. Nous avions constaté
l'existence de plusieurs calculs et de débris sablonneux dont le lithotriteur avait entraîné quelques
parcelles. Or, il est rare que l'on puisse , dans ces
cas , emporter , après la lithotomie, la certitude que
l'on n'a rien laissé dans la cavité vésicale , et il n'est
pas indifférent pour l'issue ultérieure des fragments
qui ont échappé à nos recherches , que la plaie soit
aussi courte et aussi déclive que possible. — La
taille latéralisée n'aurait pas certainement offert
cet avantage et, de plus, elle aurait rendu les manœuvres d'extraction plus pénibles et plus incertaines.
La prostate, en effet , était devenue une cavité
profonde, et le bord supérieur de cette cavité eût
seul été attaqué par l'instrument, son fond étant
sur un plan bien inférieur à celui de l'incision latéralisée. Tout chirurgien comprendra les difficultés
qu'aurait créées cette disposition dans une taille
périnéale pour désemplir la poche prostatique du
sable et des calculs qui l'obstruaient. J'avais la
conviction que l'opération n'eût amené qu'une délivrance incomplète , en laissant dans l'épaisseur de
la glande des corps étrangers qui auraient provoqué la continuation de l'inflammation ulcérative.

En supposant même qu'il eût été possible, par la

taille ordinaire , de nettoyer parfaitement la vessie, on devait regarder comme probables la persistance du réservoir purulent, formé par la prostate et son ouverture spontanée plus ou moins prompte dans la cavité de l'intestin. Ne sait-on pas, en effet, que lorsque l'inflammation ulcérative s'accomplit dans une direction , il est presque impossible de dériver ce travail morbide, alors même qu'on offre une issue plus favorable soit au pus, soit aux corps étrangers qui le provoquent? Tous les jours, dans les vastes abcès , on voit des contre-ouvertures rationnellement pratiquées et sur les points les plus déclives n'avoir aucune influence sur la marche du travail ulcératif qui détruit la peau dans des points opposés et peu favorables à l'évacuation du pus. Comment dès-lors espérer un résultat contraire, lorsque c'est l'art qui se place dans des conditions désavantageuses, lorsque nous ouvrons, par la partie supérieure, des foyers purulents qui tendent à marcher dans le sens de la pesanteur et dont les tendances ne peuvent être contrariées par une compression méthodique exercée sur leurs parois ?

Quant aux inconvénients qui sont propres à la taille recto-prostatique, quelle pouvait être ici leur valeur? Les conduits éjaculateurs avaient participé à la désorganisation de la glande et nous n'avions pas à en tenir compte. Une ouverture recto-vésicale existait déjà et nous venons de dire que de nouvelles fistules étaient à peu près inévitables, quelle que fût l'opération dont on fit choix. L'altération profonde des tissus n'était pas une contre-indication spéciale de la taille recto-prostatique. Certains chirurgiens ont vu dans ces désordres un motif de proscription pour toutes les tailles sous-pubiennes en général ; mais loin d'accepter ce jugement, nous n'hésiterions pas à formuler des conclusions opposées (1). Chez Aubert, particulièrement, l'incision

---

(1) Voici le résumé d'une observation fort instructive, qui nous a été communiquée le 12 novembre 1837 par le professeur Serre. Monsieur N..., de Grenoble, était atteint de la pierre. Les chirurgiens consultés avaient pensé, vu l'état des parties, que la taille sus-pubienne était seule praticable et encore ils avaient longtemps hésité avant de prendre une décision. Monsieur N... se rendit alors à Montpellier et fut soumis à l'examen des professeurs Serre, Delmas père et Dubrueil, réunis en consultation. Il était faible, chétif, profondément émacié, en proie à une fièvre hectique ; en outre, une inflammation suppurative avait envahi le réservoir urinaire et la prostate en particulier était profondément altérée. Ces chirurgiens pensèrent d'abord que l'on n'avait rien à espérer pour le malade et qu'il fallait l'abandonner à son sort. Mais Monsieur N... ayant déclaré avec une inébranlable résolution qu'il allait en finir avec ses souffrances par un suicide, si l'on ne voulait rien tenter en sa faveur, il fallut obéir à ses exigences et le soumettre à une opération.

Le choix à faire entre les diverses méthodes opératoires fut longuement débattu. L'un craignait d'aggraver l'état de la portion vésico-prostatique, et penchait pour le haut appareil ; l'autre au contraire, trouvait dans l'altération même de ces parties, un motif péremptoire pour adopter la taille périprostatique et surtout l'incision recto-prostatique devait remplir le double but de donner issue aux calculs et de permettre le dégorgement facile de tous les tissus enflammés.

En résumé, la prééminence de la taille recto-prostatique nous paraissait, dans l'espèce, parfaitement démontrée. M. le professeur DUBRUEIL, qui examina plusieurs fois le malade et toujours avec la plus grande attention, se prononça d'une manière formelle en faveur de cette méthode opératoire.

La présence d'une fistule recto-vésicale pouvait faire naître la pensée de l'utiliser et de pratiquer une incision qui, agrandissant cette ouverture du côté du col de la vessie, l'aurait rendue suffisante pour donner issue aux calculs. Mais en réfléchissant à la profondeur de la fistule qui se trouvait à une hauteur de plus de sept centimètres, et à la forme de la poche résultant de la fonte purulente de la prostate, on acquerrait bien-vite la conviction que ce projet était irrationnel. En effet, ou bien il aurait fallu exécuter une incision d'une longueur démesurée, qui se serait étendue depuis le col vésical

---

néale. Cette dernière méthode fut enfin acceptée et mise à exécution par le professeur SERRE. La taille latéralisée débarrassa le malade d'un gros calcul, et amena la résolution de l'inflammation chronique et suppurative dont la vessie et la prostate étaient le siège. Monsieur N... jouit encore d'une excellente santé

jusqu'à la fistule, c'est-à-dire jusqu'au niveau du repli péritonéal recto-vésical, ou bien on se serait contenté d'une incision de moyenne grandeur qui, n'ouvrant que le bas-fond de la vessie et étant située profondément, aurait rendu très difficile et probablement impossible la saisie des calculs engagés dans le col ou logés dans l'épaisseur même de la glande prostate. L'incision faite d'après le procédé de SANSON et VACCA, sans tenir compte de la fistule, conduisait au contraire directement sur les corps que l'on devait extraire et par conséquent était en tout point préférable. Ce fut donc cette méthode opératoire dont nous fîmes choix et que nous exécutâmes, le 30 août, en présence des élèves de la Clinique, de M. le professeur DUBRUEIL et de nos collègues MM. ANGLADA, COMBAL et BOURDEL, professeurs-agrégés de la Faculté de Montpellier.

Le malade est couché sur le bord d'un lit dans la position voulue pour les tailles sous-pubiennes et est maintenu dans cette attitude par des aides. Les liens ordinaires sont préparés, mais laissés en réserve pour le cas où le sujet, rebelle à l'agent anesthésique, se livrerait à des mouvements désordonnés. Pendant que le cathéter cannelé est introduit dans la vessie, on commence l'inhalation du chloroforme. L'anesthésie est complète au bout de trois minutes. Alors l'index de ma main gauche étant introduit dans le rectum, la pulpe tournée vers le pubis, je fais glisser à plat sur ce doigt un bistouri pointu jusqu'à une profondeur de dix lignes environ, ensuite j'en dirige le tranchant en avant et j'incise d'un seul coup le sphincter de l'anus et la partie inférieure du rectum. Avec l'indicateur gauche, je cherche au fond de la plaie et dans l'espace recto-urétral la cannelure du cathéter qu'un aide déprime et tient exactement sur la ligne médiane. J'arrive ainsi sur la fin de la portion membraneuse que j'incise dans l'étendue de quelques lignes. Dans cette manœuvre, la pointe du bistouri va heurter contre les calculs, ce qui m'engage à remplacer l'instrument tranchant par le lithotome caché. Ce changement me permet, en effet, de repousser plus facilement les calculs, et d'inciser librement le col de la vessie et la plus grande partie de la prostate, en retirant le lithotome convenablement ouvert. Par ce procédé, j'arrive à inciser, suivant le précepte de SANSON, toutes les parties qui se trouvaient meurtries et déchirées dans la méthode de MARIANUS SANCTUS, sans toucher à celle qu'il incisait. C'est, en effet, le caractère de cette opération d'être le perfectionnement hardi du grand appareil.

Le doigt introduit par la plaie trouve la vessie obstruée par une masse pierreuse divisée en une infinité de fragments; j'extrais successivement, avec un détritus sablonneux, dix-sept calculs faisant ensemble le poids de quarante-deux grammes. Les uns se présentent d'eux-mêmes au-devant des tenettes,

les autres sont adhérents et ne peuvent être déta-
chés qu'avec beaucoup de peine. Leur forme, leur
dureté et leur composition sont extrêmement variables. Les uns offrent un aspect siliceux, les autres
sont mous et friables comme les phosphates calcaires.
Quelques aiguilles de phosphate de magnésie et d'am-
moniaque se présentent au centre de concrétions
d'une autre nature. L'évacuation de tous ces fragments et du sable dans lequel ils étaient comme en-
fouis, faite avec précaution et ménagement, n'exige
pas moins de vingt-deux minutes. Deux injections,
entraînant une infinité de petits débris, achèvent
le nettoiement de la cavité vésicale et de la plaie.

Pendant toute la durée de l'opération, le malade
que l'on soumettait de temps en temps à l'inhalation du chloroforme, est resté plongé dans l'insen-
sibilité la plus complète. Il n'a exécuté aucun
mouvement, il n'a manifesté aucune souffrance, il
a même fait entendre des chants joyeux. Quoiqu'il
eût l'air d'être entièrement étranger à ce qui se
passait autour de lui, AUBERT, revenu à lui-même,
nous a dit pourtant avoir entendu nos paroles pendant la durée de nos manœuvres et avoir compris
qu'on lui enlevait la pierre sans pouvoir s'expliquer
par quelle voie. Du reste, il ne peut croire à sa
délivrance et à mesure qu'il en acquiert la conviction, il ne peut modérer l'effusion de sa joie et
de sa gratitude. — Une potion antispasmodique

et légérement calmante est administrée dans la journée.

31 août. — La nuit a été bonne : quatre heures de sommeil, l'abdomen est souple et indolent. L'urine s'écoule par la plaie et entraîne quelques petits graviers. La peau est modérément chaude, le pouls un peu relevé. La journée se passe d'une manière satisfaisante.

1er septembre. — Il y a eu de l'agitation pendant la nuit. Sueurs copieuses survenues après quelques heures de fièvre. Le matin, la peau est chaude, le pouls fréquent, la soif assez vive, la tête un peu douloureuse. L'hypogastre et les aines sont un peu sensibles à la pression, l'urine coule par la plaie. — *Prescriptions.* Dix sangsues de chaque côté du pubis, onctions avec l'huile de jusquiame et cataplasmes laudanisés sur l'hypogastre après la chute des sangsues. Tisane d'orge acidulée. Trois tasses à café de bouillon dégraissé. — L'état du malade paraît s'améliorer dans la soirée.

2. Abdomen plus douloureux, pouls plus fréquent et dépressible, peau chaude et sèche, narines pulvérulentes, insomnie, état moral satisfaisant; la plaie a un très bon aspect; mêmés prescriptions, moins les sangsues. On donne quelques cuillerées de tisane vineuse. Le soir, les symptômes ne perdant rien de leur intensité, je prescris une onction toutes les deux heures avec quatre grammes d'onguent

mercuriel sur l'hypogastre, les aines, la partie interne et supérieure des cuisses. Lavement émollient.

3. Amélioration notable. Le ventre est souple et indolent. Il y a eu une selle copieuse. Le pouls est moins fréquent et plus résistant, la langue est humide; il n'y a plus ni soif ni céphalalgie; on continue les préparations mercurielles, dont on a employé 28 grammes.

Cet état se maintient jusqu'au 5 où les symptômes prennent tout d'un coup une gravité formidable. Des frissons suivis d'une fièvre ardente et de fortes sueurs, un délire bruyant, le météorisme du ventre justifient un fâcheux pronostic. Quelques applications révulsives aux extrémités inférieures et une potion avec quinze gouttes de laudanum rendent la journée du 6 beaucoup plus calme et font naître quelque espoir. La plaie est vermeille et donne toujours une libre issue à l'urine.

Enfin le 7, les mêmes accidents se renouvellent et sont bientôt suivis d'une stupeur et d'une prostration qui sont les avant-coureurs de la mort. Celle-ci a lieu dans la matinée du 8, au neuvième jour de l'opération.

Autopsie, quatorze heures après la mort.

Tête. — Légère injection des méninges, adhérence de la dure-mère aux os de la voûte du crâne, écoulement d'une assez grande quantité de liquide séro-sanguinolent. La substance cérébrale n'offre rien à noter. En examinant la dure-mère, on trouve que sa face interne est recouverte, dans une grande étendue et surtout au niveau des pariétaux, d'une couche de substance calcaire, comme pierreuse, ayant dans certains endroits un centimètre d'épaisseur et partout dure et rugueuse.

OEil gauche atrophié. A la place du cristallin et du corps vitré, on rencontre une masse pierreuse, inégale et qui remplit la cavité du globe oculaire.

Poitrine. — Adhérences anciennes des deux poumons aux plèvres pariétales. Poumons et cœur sains.

Abdomen. — Le foie, l'estomac et les intestins n'offrent rien d'anormal. Les deux reins sont injectés et ramollis. Le sommet du rein gauche porte une cavité où se logerait une petite amande, et que remplit du pus phlegmoneux. Le rein droit offre quelques gouttes de pus dans les calices et le bassinet. Une partie de son parenchyme est violacée et comme ecchymosée. L'uretère droit est ramolli et friable. — Le péritoine est sain et n'offre aucune trace d'inflammation. Quelques ganglions mésentériques sont hypertrophiés et ramollis.

Lorsque les intestins sont enlevés, on découvre contre la face antérieure du sacrum, une tumeur oblongue de consistance charnue, logée derrière le péritoine, entre l'os et la face postérieure de cette membrane. La dissection fait reconnaître que tout

le tissu celluleux logé dans le mésorectum, est
transformé en une masse consistante, d'une épaisseur de quatre centimètres, s'étendant de l'anus à
la bifurcation de l'aorte, et formé par une trame
cellulaire feutrée, carnifiée et infiltrée de pus. La
section donne issue au liquide purulent dans les
points seulement où passe le bistouri, chaque
alvéole du tissu formant un foyer de suppuration
isolé.

Pelvis. — L'incision pratiquée sur les sphincters
de l'anus et sur le rectum, remonte à vingt-quatre
millimètres (dix lignes). A cinq centimètres au-dessus
de l'extrémité supérieure de la plaie, est la fistule
que nous avions diagnostiquée pendant la vie, et
dont l'organisation révèle l'ancienneté. Mais entre
ces deux points et à peu près à une égale distance
de chacun d'eux, existe une autre petite fistule
recto-vésicale, dont les bords mous et friables in-
diquent une formation récente et qui correspond à
la partie la plus antérieure du bas-fond de la vessie.
Quant à la prostate, on ne peut qu'avec peine
retrouver les traces de son organisation normale.
Elle forme une poche, placée au-devant de la poche
vésicale et n'étant séparée du rectum au niveau de
la plaie que par une paroi de quatre à cinq millimètres d'épaisseur. Le bistouri n'a pas atteint sa
limite postérieure et la division s'est arrêtée à un
centimètre environ de cette limite.

Les parois de la vessie sont épaisses, hypertro-
phiées et raccornies. La muqueuse détruite en certains points par l'ulcération est recouverte, çà et là,
par des fausses membranes organisées, qui la rendent rugueuse et retiennent adhérentes quelques
particules sablonneuses. Dans l'ouverture vésicale de
l'uretère droit est entièrement caché un gravier de la
grosseur d'un noyau de cerise.

Les testicules sont sains et ont leur volume ordinaire. Le prépuce renferme le petit kyste qui avait
été ponctionné pendant la vie. Il contient encore un
peu de sable au milieu d'un liquide muqueux.

Dans aucun point de l'intérieur ou de l'extérieur
du bassin, on ne remarque les traces d'une infiltration urinaire. Enfin, à l'exception des deux fistules,
l'intestin rectum n'offre aucune lésion qui se rapporte à une inflammation antérieure. Il renferme des
matières fécales solides.

Cette observation pourrait servir de texte à de
nombreuses réflexions. Elle témoigne au plus haut
degré en faveur des agents anesthésiques et en particulier du chloroforme, dont l'action a été chez
notre malade aussi rapide qu'innocente, et a pu être
maintenue sans inconvénient pendant vingt-deux
minutes. L'état de l'intestin, malgré le passage ha-
bituel de l'urine dans sa cavité, montre, à l'appui
des opinions de SANSON et de VACCA, que cet organe

est susceptible de tolérer ce contact insolite, sans
être nécessairement, comme le pense SCARPA (1), la
proie de cette irritation qui amène une diarrhée
séreuse continuelle. La lésion des reins et l'abcès
que l'un d'eux portait dans l'épaisseur de son
parenchyme, sans que le moindre symptôme pût
nous permettre d'en soupçonner l'existence, démontrent combien il est prudent de se tenir en garde
contre cette complication si commune et parfois si
latente des maladies calculeuses. Mais c'est surtout
dans le développement de cette énorme tumeur
charnue et purulente, que l'on pouvait comparer à
un poumon atteint d'hépatisation grise, et que
logeait le mésorectum ; c'est dans de pareilles pro-
ductions morbides que l'on trouve la preuve de
cette tolérance du système vivant pour les désorga-
nisations les plus graves, qui s'accomplissent lentement dans la profondeur des tissus. Rien, dans cette
circonstance, ne révélait cet ensemble d'altérations
organiques qui devaient nécessairement recevoir de
l'opération une nouvelle activité. — Cependant, si
l'on analyse avec soin tous les symptômes offerts
par le malade après l'opération, on conviendra
facilement que l'anatomie pathologique est loin de
les expliquer d'une manière satisfaisante, et qu'il
est nécessaire de faire intervenir cette commotion,
cette atteinte profonde dont l'opération a frappé tout

(1) *Loc. cit.*, p. 180.

le système déjà épuisé par de longues et cruelles
souffrances.

Enfin, je dois en terminant signaler à l'attention
du lecteur ces manifestations multiples d'une même
diathèse chez notre sujet. La lithiase avait déposé
des produits identiques dans le crâne, dans l'œil,
dans un kyste et dans les voies urinaires (1). Le
nombre de ces concrétions et le siége exceptionnel
de quelques-unes d'entr'elles accusaient hautement
l'activité d'une affection générale, qui portait dans
tous les points du système les preuves de ses pernicieuses tendances (2).

(1) M. le docteur Louis FIGUIER, agrégé de l'École de
pharmacie, a bien voulu faire l'analyse de ces produits, qui
ont été soumis à l'examen de la section de médecine de l'Académie de Montpellier, et voici la note qui résume ses recherches. « Le calcul vésical et la concrétion déposée à la surface
interne de la dure-mère, ne diffèrent pas chimiquement l'un
de l'autre. La dernière présente seulement une quantité plus
considérable de matière organique.... Ces deux substances
consistent en phosphate de chaux presque pur avec quelques
traces de phosphate ammoniaco-magnésien, et sans aucune
trace d'acide urique, ni d'urates alcalins ou terreux. La concrétion oculaire a manifestement la même composition que
la précédente : c'est du phosphate de chaux presque pur avec
quelques traces de phosphate ammoniaco-magnésien. »

(2) Dans cet article, nous n'avons abordé la question de la
valeur relative des diverses espèces de tailles, qu'au point de
vue exclusif de notre malade. On trouvera, sur ce sujet, une
appréciation d'ensemble très judicieuse et réellement clas-
sique, dans un travail du professeur E. ESTOR, intitulé :
*Tableau des progrès récents de la chirurgie sur l'opération de
la taille.*

CINQUIÈME MÉMOIRE.

———

DES HÉMORRHAGIES CONSÉCUTIVES AUX OPÉRATIONS CHIRURGICALES ;

DE QUELQUES CIRCONSTANCES QUI PEUVENT EN MASQUER LA VÉRITABLE NATURE.

———

Auprès du lit des malades, j'ai toujours présentes à mon esprit ces paroles de LANCISI : La médecine est une sorte de prudence ou d'expérience qu'il est presque impossible d'acquérir, autrement que par soi-même, et qui doit être découverte presque tout entière et mise en œuvre sur le lieu même de

l'action, par l'artiste observateur et instruit (1).
Comment, en effet, pourrions-nous ne pas accepter
dans de larges limites le grave enseignement que
renferment ces paroles, lorsqu'on voit les maîtres
consommés en science et en pratique, s'arrêter
devant chaque fait morbide individuel, comme
devant un nouveau problème dont ils poursuivent
quelquefois vainement la solution. Un homme, dont
le génie féconda les fruits d'une immense observation personnelle, STOLL, imbu de la doctrine hippo-
cratique, formé sur le modèle de BOERHAAVE, de
SYDENHAM, d'HUXAM et de PRINGLE, termine son
meilleur ouvrage en avouant que la science qu'il a
reçue de ses devanciers, qu'il a augmentée de toutes
ses forces, et qu'il transmet à ses descendants, res-
tera toujours insuffisante sans l'exercice de l'art (2).
Comme lui, tous ceux qui n'ont point défiguré la
médecine par de vaines hypothèses, se sont inclinés
devant le premier aphorisme du Vieillard de Cos,
et ont repoussé les certitudes illusoires que, dans
tous les siècles, quelque séduisant système a promis
à ses adhérents. La possession de la science déjà
créée, nous fournit les règles générales de l'observation, les méthodes qui nous guident, la notion
des faits analogues, les bases de nos inductions;

---

(1) LANCISI, Lettre à COCCHI.
(2) STOLL, Méd. pratiq.

mais chaque malade se présente à nous avec son harmonieuse unité des fonctions, avec le caractère personnel de ses tendances funestes ou de ses efforts médicateurs, et dans chaque cas particulier, nous trouvons des phénomènes exceptionnels, qui révèlent l'autonomie du système, l'empire de la puissance active qui imprime son cachet sur tous les actes de la vie.

Malgré tous les efforts nosographiques accomplis avant et après PINEL, la science de l'homme vivant, sain ou malade, ne sera jamais une branche de l'histoire naturelle, et la pure constatation des symptômes ou, comme le dirait AMPÈRE, l'étude des maladies au point de vue autoptique, ne sera jamais suffisante pour donner les notions vraiment utiles à la thérapeutique. Il faut savoir remonter des manifestations extérieures à ce que SAUVAGES appelait l'état intérieur; il faut saisir les rapports de ces choses entr'elles, et, si c'est possible, la loi de leur génération.

Les difficultés d'un pareil rôle prouvent que la médecine dans ses applications est loin d'être complétement indépendante de l'artiste qui la met en œuvre et de ne souffrir aucunement de sa faiblesse ou de ses défauts. Elles prouvent aussi que les plus habiles peuvent sans rougir répéter les mots attribués à Hippocrate : *Neque enim, quantumvis jam senex., ad artis medicœ summum perveni* (1). Cet aveu n'enlève rien à la certitude qui est propre à la médecine et qui ne peut être qu'une certitude morale, d'autant plus grande, que nos connaissances sont plus étendues dans les diverses branches des sciences physiologiques. La chirurgie elle-même, que quelques hommes ont nommée avec complaisance, *quod certum in medicinâ*, n'a pas d'autres priviléges et ne saura jamais atteindre à cette certitude rigoureuse qui appartient aux sciences physiques et mathématiques. Il n'en peut être autrement, puisque le sujet de nos études est toujours un être organisé, vivant, doué de forces actives et capables de manifestations spontanées et contingentes.

Le but du présent article est de montrer la vérité de ces assertions, en ce qui concerne une classe de maladies chirurgicales, dont les caractères s'offrent à nos yeux avec le plus d'évidence : je veux parler des hémorrhagies consécutives aux opérations. Il ressortira des observations qui suivent, qu'une même modalité peut être revêtue par des affections très diverses dans leur origine, leur nature et leurs terminaisons probables ; ce qui nous conduira à faire encore, dans l'espèce, l'application de ces paroles de MONTAIGNE : « La ressemblance ne fait pas tant *un* que la différence fait *autre*. »

---

(1) HIPPOCRATE, Lettre à DÉMOCRITE. Cette pièce est généralement regardée comme apocryphe.

Depuis le jour où Stahl jeta de si vives lumières sur la théorie des hémorrhagies (1), on a généralement divisé ces dernières en deux grandes classes, susceptibles elles-mêmes de subdivisions : les hémorrhagies actives et les hémorrhagies passives. Ces expressions n'ont plus sans doute aujourd'hui un sens exactement identique à celui que leur prêta ce grand médecin ; et par exemple, nous ne regardons pas avec lui comme actives toutes les effusions sanguines spontanées, et, comme entièrement passives toutes les hémorrhagies chirurgicales. Nous acceptons néanmoins ce langage, parce qu'il est basé sur une des notions les plus importantes de l'étiologie de ces maladies.

Plus ou moins longtemps après une lésion traumatique ou une opération chirurgicale, on voit quelquefois se manifester chez le sujet les symptômes qui se rattachent à cet ensemble de mouvements centripètes qui précèdent l'expansion fébrile. Savoir : le froid de la surface du corps, la pâleur, les frissons, un pouls fréquent, vif, redoublé et un sentiment de pesanteur ou de tension dans la partie malade. A ces phénomènes succèdent ceux d'une réaction plus ou moins manifeste, mais surtout un

---

(1) Stahl, *Theoria medica vera. De motu hemorrhoidali*, etc.

sentiment de douleur gravative et de chaleur dans les environs de la plaie, et enfin l'éruption sanguine qui donne satisfaction à ce molimen, ramène la mollesse et la lenteur du pouls et calme tous ces symptômes.

On a reconnu dans ce tableau ces hémorrhagies actives par excellence dont M. Lordat a fait le premier genre de sa classification dans son précieux ouvrage (1). C'est alors que, suivant l'expression de ce savant professeur, les parties molles du corps entier se condensent spontanément, s'agitent, ont des contractions, en quelque sorte péristaltiques, qui se dirigent vers un point, y poussent le sang à la faveur des communications libres du système capillaire, et en obtiennent l'expulsion par suite de la dilatation synergique des tissus voisins de la blessure (2). La fluxion sanguine générale est le premier élément essentiel pour la détermination de cette hémorrhagie, dont les causes prédisposantes se trouvent, dans l'ensemble de l'organisme, dans un état de pléthore ou d'orgasme général du système sanguin, et dont le résultat définitif est favorable, lorsqu'il est maintenu dans de justes bornes.

Mais si la pléthore et la fluxion trouvent leur

---

(1) LORDAT, *Traité des hémorrhagies*, p. 66, 1808.
(2) LORDAT, *ibidem*, p. 69.

solution dans la perte sanguine avant que cette dernière ait cessé par suite du resserrement tonique et spontané des tissus qui en sont le siége ou du traitement employé, il peut résulter de la continuation de l'hémorrhagie une faiblesse alarmante, des syncopes et même la mort.—On voit alors succéder des hémorrhagies adynamiques et passives à des effusions qui ont pu, dès le début, présenter un haut degré d'activité.

A côté des hémorrhagies fluxionnaires dont nous venons de parler, il faut placer celles que M. Lordat a subordonnées à une fluxion locale plus ou moins bornée et qui trouvent leur cause prochaine, non plus dans un effort général de tout le système, mais seulement dans l'irritation et dans le travail particulier dont la plaie devient le siége. Cette espèce peut aussi, par une persistance inopportune, amener une débilitation funeste.

Enfin, les lésions traumatiques et les plaies consécutives aux opérations peuvent fournir des hémorrhagies dont la nature première et constante accuse, soit une faiblesse radicale du corps entier ou de la partie malade, soit l'absence de conditions anatomiques nécessaires pour retenir le sang dans les vaisseaux. Ce groupe comprend toutes les hémorrhagies qui se lient à l'affaiblissement des forces, au défaut de cohésion des solides et des fluides et à l'ouverture traumatique des vaisseaux. M. Lordat les a divisées en trois genres dont il a nettement tracé les caractères (1). Je les réunis ici sous le même titre, parce que l'indication thérapeutique qu'elles suscitent est toujours la même, et que, n'étant utiles sous aucun rapport, on doit s'empresser d'y mettre fin quand on n'a plus de doutes sur leur nature.

Maintenant, si nous consultons l'observation clinique, elle nous apprendra que les divers états morbides qui aboutissent à l'hémorrhagie se combinent quelquefois entr'eux de manière à introduire dans la manifestation symptomatique une confusion souvent profonde et toujours dangereuse. Il n'en est pas des effusions sanguines comme de certains troubles maladifs, qu'il est à peu près indifférent de supprimer ou de livrer à eux-mêmes, et pour lesquels on peut sans grave inconvénient se confier à la nature. Ici, la conduite du praticien entraîne des conséquences immédiates, heureuses ou fatales. Soit qu'il agisse, soit qu'il s'abstienne, le bien ou le

(1) Ces genres sont 1° les hémorrhagies adynamiques; 2° les hémorrhagies par défaut de résistance locale; 3° les hémorrhagies vulnéraires (LORDAT, *loc. cit.*, p. 92 et suivantes). Au point de vue de la question qui nous occupe, la présence d'une plaie n'est pas suffisante pour changer le caractère des deux premiers genres; la considération de la lésion traumatique est ici en effet secondaire, pour la détermination de la nature de l'hémorrhagie, quoiqu'elle puisse être très utile dans l'institution du traitement local.

mal lui sera rapporté ; une erreur , une hésitation peuvent dans l'instant même l'exposer aux plus
cruels regrets. La nécessité de se prémunir contre
le danger de fautes irréparables impose la tâche
d'analyser avec soin chaque individualité morbide ,
et de saisir au milieu d'apparences variables ce qui
en constitue le fond réel , afin de bien établir les
indications thérapeutiques.

Or , en ce qui concerne les hémorrhagies chirurgicales , si le symptôme objectif qui les caractérise
essentiellement , l'extravasation sanguine , est presque toujours patent et d'une entière évidence , il
n'est pas aussi facile de préciser leur cause prochaine
et les rapports qu'elles affectent avec l'ensemble du
système. Ainsi , par exemple , une hémorrhagie qui
tient seulement à une irritation locale plus ou moins
vive, plus ou moins étendue , et chez un sujet en proie
en même temps à une fièvre purement réactive ou
symptomatique , pourra facilement être confondue
avec l'effusion fluxionnaire au profit de laquelle toutes
les parties du corps semblent se livrer à des efforts
synergiques. Une hémorrhagie primitivement salutaire et dont il importait de favoriser ou de permettre
l'accomplissement , cesse , à un moment donné , de
satisfaire des besoins légitimes et devient nuisible en
provoquant des troubles fonctionnels plus ou moins
analogues , mais complètement opposés , par leur
nature , à ceux qui l'avaient préparée. Il n'est pas

jusqu'aux hémorrhagies dues à l'ouverture toute mécanique d'un vaisseau qui, en raison de conditions anatomiques particulières et de certains états généraux mal dessinés, ne puissent être méconnues dans leur véritable cause et traitées comme des hémorrhagies par fluxion générale. Je vais en citer un exemple, en laissant à l'observation qui le renferme quelques détails qui la rendent remarquable à plusieurs titres.

Le nommé BERNARD (Louis), 32 ans, cultivateur, né dans le canton de Vabres (Tarn), est entré le 31 octobre 1838 à l'hôpital St.-Eloi, salle des blessés, n° 52.

Cet homme était, il y a déjà quatre ans, occupé à abattre un arbre en le coupant au niveau du sol. N'étant point averti à temps, il ne put éviter l'arbre dans sa chute, et eut l'humérus droit fracturé au-dessous de son tiers supérieur. Dès le même instant, il y eut paralysie de tout le membre; la paralysie du mouvement fut complète; le sentiment ne fut pas entièrement éteint: cet état de choses a persisté jusqu'au 31 octobre 1838. L'appareil à fracture fut appliqué et maintenu pendant 46 jours. Au bout de ce temps, la consolidation fut complète et ne s'est pas démentie depuis.

Le malade n'a point recouvré la faculté de mouvoir son bras, mais il a conservé en partie le sentiment. Il y a eu même exaltation de ce dernier, surtout pendant l'hiver, qui réveille parfois de vives douleurs dans le membre et détermine la gangrène des extrémités des doigts et la chute des ongles. En outre, chaque fois que le malade heurte contre les objets voisins, il éprouve quelques souffrances. Toutes les précautions qu'il a prises, le soin même d'envelopper le bras dans une écharpe de cuir, ne suffisent pas pour éloigner cet accident, aussi BERNARD voyant que les frictions et autres moyens employés par des médecins de Castres n'ont eu aucun succès, que son membre continue à s'atrophier de plus en plus et qu'il ne lui reste aucun espoir de guérison, s'est rendu à l'hôpital St.-Eloi, demandant avec instances l'ablation d'un membre devenu au moins inutile.

Nous constatons l'existence de la paralysie avec les circonstances signalées plus haut. Nous reconnaissons en outre que toutes les articulations du membre malade et spécialement celles de l'épaule et du coude offrent une laxité extrême et jouissent d'une mobilité insolite due à la distension et à l'allongement des ligaments dont les muscles paralysés n'ont pu protéger la résistance. Nous avons déjà donné quelques détails sur ces particularités à la page 49 de notre premier Mémoire. BERNARD est du reste doué d'une bonne constitution et n'accuse aucune gêne dans les fonctions importantes.

Le professeur SERRE, cédant aux sollicitations du malade, plutôt qu'à l'urgence du cas, pratique l'amputation le 3 novembre 1838, à trois pouces environ au-dessus du pli du bras, par la méthode circulaire. Après la ligature du tronc artériel principal, la compression de l'artère axillaire est suspendue, et il n'y a point d'écoulement de sang. Néanmoins, on applique encore la ligature sur deux bouches béantes, qui proviennent évidemment de la section de deux branches artérielles. Immédiatement au-dessus de l'os et au niveau de sa section, on aperçoit un suintement de sang artériel, que l'opérateur croit devoir négliger. Les lèvres de la plaie sont facilement rapprochées par quatre points de suture et par des bandelettes agglutinatives. Pendant l'opération, le malade a conservé une figure impassible et n'a manifesté aucun sentiment de douleur. Néanmoins, plus tard, il a prétendu avoir vivement souffert (1).

L'examen du membre amputé a montré une atrophie extraordinaire de toutes les parties musculaires avec rétraction des doigts.

Une potion contenant 12 gouttes de laudanum est donnée immédiatement après l'opération, et le malade passe toute la journée fort tranquillement. Il dort huit heures pendant la nuit suivante.

---

(1) On remarquera que la date de cette observation est antérieure à celle de la vulgarisation des moyens anesthésiques que le professeur SERRE avait adoptés avec empressement et dont il a fait constamment un heureux emploi.

4 novembre. Le pouls et la température de la peau sont à leur état normal. Il n'y a pas encore la moindre réaction. Pas de douleur. L'appareil est baigné par un liquide séro-sanguinolent.

5. A la visite du matin, même état. — Le soir, BERNARD se plaint que le moignon est trop serré.

6. Matin. — On lève l'appareil. Le moignon est rouge, douloureux, les lèvres de la plaie sont tendues et soulevées. Quelques petits lambeaux de fibrine se remarquent entre les points de suture. Le malade a de la fièvre, il n'a presque pas reposé la nuit précédente. *Saignée du bras; diète absolue.*

6. Soir. — Même état malgré la saignée. Gonflement et tension considérables du moignon; éruption érysipélateuse sur ses faces antérieure et interne. Des caillots de sang se trouvent dans l'appareil. Le pouls est moins dur, mais a plus de fréquence. La section d'un point de suture soulage le malade et permet l'issue de beaucoup d'autres caillots. — *Sangsues sur le moignon; cataplasme; diète.*

7 novembre. L'appareil est baigné du sang qui s'est écoulé pendant la nuit. Les douleurs ont été très vives. *On pratique une nouvelle saignée générale.* — Le malade est découragé, et, pour la première fois, depuis l'opération, il manifeste des craintes sur le résultat. Le pouls est faible et dépressible.

7. A trois heures après midi. — L'appareil ren-

ferme de nouveaux caillots ; alors on examine les
choses plus attentivement, on coupe les points de
suture, et on trouve sous les lambeaux de peau une
grande quantité de caillots sanguins qui les soulevaient en les distendant. En outre, nous remarquons
la sortie continuelle d'un sang rouge et évidemment
artériel par la partie externe de la plaie. Le pouls
devient de plus en plus petit et dépressible en même
temps que l'hémorrhagie se prononce davantage et
ne peut être arrêtée que par la compression que
j'exerce d'une manière exacte et continue sur l'artère
axillaire. M. Serre se décide alors à lier l'artère
brachiale à la partie supérieure du bras.

L'opération est pratiquée à la lumière artificielle,
le jour étant sombre et pluvieux. L'état d'engorgement et d'inflammation que présente le moignon
rend la manœuvre très longue et très laborieuse ;
enfin, après trois-quarts d'heure de recherches, le
tronc artériel principal est mis à nu et entouré
d'une ligature. — Les forces du malade sont épui-
sées, il manifeste un profond découragement et un
vif regret d'avoir demandé l'amputation. Cependant,
l'hémorrhagie est arrêtée et, sous l'influence d'une
potion calmante, le reste de la journée et la nuit
suivante se passent dans un état satisfaisant. Le malade jouit de quelques heures d'un sommeil réparateur.

Les suites de cette dernière opération furent heu-

reuses. La ligature tomba au douzième jour et il
n'y eut plus d'effusion de sang ; mais la cicatrisation
de la plaie et la guérison définitive furent traversées
par des accidents de toute espèce et retardées jusqu'au 22 janvier suivant.

D'abord, la surface du moignon présenta pendant longtemps un aspect fongueux, atonique et
fournit une suppuration séreuse, mal élaborée. Plusieurs abcès se développèrent dans le voisinage de
la ligature et deux escarres apparurent derrière
l'épaule droite, au niveau des points saillants de
l'omoplate ; ensuite, l'état général du sujet fut longtemps déplorable : émaciation complète, peau ter-
reuse, sueurs nocturnes abondantes, accès fébriles
liés à la formation de chaque nouvel abcès et auxquels on opposait vainement les préparations de quinquina ; catarrhe pulmonaire intercurrent, etc. Tous
ces accidents, qui apportaient un nouveau danger
au malade, formèrent, par leur succession ou leur
combinaison, un état extrêmement complexe, au
milieu duquel il était souvent difficile de démêler
les indications thérapeutiques. Trois mois furent
nécessaires pour rendre au malade la force et la
vigueur qui devaient lui permettre de retourner
dans son pays.

Je laisse de côté les réflexions que font naître dans
l'esprit divers détails importants de l'observation
que l'on vient de lire, pour ne m'occuper que de

l'interprétation de tous les faits relatifs à l'hémorrhagie. En plaçant ces faits l'un à côté de l'autre
et dans l'ordre de leur succession, on peut noter :
1° ligature incomplète des vaisseaux coupés ; 2° affrontement exact des lèvres de la plaie ; 3° écoulement de sang au-dessous de ces lèvres ; 4° distension,
inflammation du moignon, réaction générale symptomatique ; 5° erreur de diagnostic, traitement général révulsif et antiphlogistique ; affaiblissement
extrême du sujet ; 6° arrêt de l'hémorrhagie par une
ligature ; 7° symptômes de fièvre hectique ; convalescence laborieuse en raison de l'épuisement des
forces.

La théorie de l'état pathologique découle naturellement de cet exposé sommaire. Le sang fourni
par les vaisseaux béants et retenu dans l'intérieur
même de la plaie, soit par l'accollement de ses lèvres,
soit par l'appareil, a rempli le rôle d'un corps
étranger dont l'effet irritant, distensif, a amené
l'inflammation du moignon et la réaction générale
symptomatique de cette phlogose. En outre, l'irritation locale était un moyen d'attraction très propre
à augmenter consécutivement l'énergie de la fluxion
sanguine, et à donner ainsi à une hémorrhagie vul-
néraire quelques-uns des caractères des effusions
par fluxion locale.

Si tout en méconnaissant l'indication principale
et en négligeant la nature réelle et pour ainsi dire

mécanique de l'hémorrhagie, on n'avait usé du traitement antiphlogistique que dans le degré voulu par la réaction secondaire et tout-à-fait en rapport avec l'état du pouls ou de la chaleur fébrile, on n'aurait sans doute que pallié les accidents, mais on aurait au moins écarté du malade ces graves périls qui devaient se lier inévitablement à l'anémie dans laquelle il fut plongé. Le traitement prescrit fut au contraire très énergique ; on crut à une fluxion générale, on donna à la réaction symptomatique la signification d'un molimen, d'un effort spontané de tout le système ; on vit dans l'inflammation érysipélateuse du moignon un travail local synergique des mouvements de l'ensemble ; on crut devoir donner satisfaction aux tendances de l'organisme par plusieurs saignées copieuses générales et locales, et les effets de ce traitement ne firent qu'ajouter à la débilitation qui devait être la funeste conséquence de l'hémorrhagie elle-même.

Lorsque l'on a ainsi sous les yeux le tableau complet du fait morbide, et que l'on peut mettre en regard de chacun des actes qu'il rappelle, l'événement qui l'a suivi, il paraît plus facile d'éviter l'erreur ; et, dans le cas présent, on serait peut-être arrivé à cet heureux résultat, si l'on avait apprécié exactement toutes les particularités qui s'y rattachaient. Ainsi, l'hémorrhagie avait paru dès le début de la réaction traumatique, elle n'avait pas été pré-

cédée de symptômes de concentration , elle dépassait
par sa durée les limites ordinaires de l'hémorrhagie
fluxionnaire ; les caillots étaient dans la plaie une
cause d'irritation locale , de tiraillement qui venait
s'ajouter à l'amputation elle-même pour provoquer
dans l'économie une fièvre réactive ; enfin , le traitement employé aggravait la position du malade.
Ces circonstances devaient au moins faire naître le
doute et porter à un examen plus rigoureux , et
cependant il fallut , pour en mettre en relief toute
la valeur, que le dénouement le plus funeste fut
sur le point de s'accomplir. L'homme dont la saga-
cité fut ainsi prise au dépourvu , était néanmoins
un praticien éminent qui entourait ses opérés de
la plus active sollicitude. Ces faits sont, du reste,
plus communs qu'on ne le pense, lorsqu'on s'en
rapporte aux divisions et aux descriptions renfer-
mées dans les traités classiques. Avant d'en produire d'autres exemples, je présenterai une dernière
réflexion sur celui que je viens de rapporter.

On serait mal fondé à mettre les accidents observés
chez cet amputé sur le compte de la méthode de pansement par la réunion immédiate. Pour retirer de
cette dernière tout le fruit qu'on a le droit d'en
attendre , il faut d'abord remplir toutes les conditions auxquelles est attachée sa réussite. Or , la première et la plus essentielle de ces conditions est une
hémostasie parfaitement exécutée. Lorsque la plaie

est entièrement à sec et qu'un nombre suffisant de ligatures a mis à l'abri d'hémorrhagies consécutives, on n'a plus à redouter l'issue d'un sang pur et se prenant en caillots au sortir de l'artère. Il ne s'écoule alors, en effet, comme nous le voyons dans la plupart de nos amputations, qu'un peu de sérosité ou de lymphe sanguinolente, provenant du dégorgement des parties molles, qui n'est pas susceptible de coagulation et qui suinte aisément entre les points de réunion et par les endroits réservés au passage des ligatures. J'ajouterai, enfin, que dans les cas où quelques vaisseaux artériels échapperaient à l'attention du chirurgien pendant l'opération et dans la période de spasme qui la suit, et où la réaction amènerait une hémorrhagie inquiétante, il ne faudrait pas hésiter à rouvrir largement la plaie avant l'arrivée de l'inflammation et à arrêter par la ligature ou la torsion des vaisseaux toutes les sources de l'hémorrhagie. Quoiqu'il en soit, on peut dire de la réunion immédiate, comme de toutes les méthodes opératoires, comme de tous les moyens thérapeutiques, qu'elle n'est point responsable des fautes du praticien. Il faut apprécier la valeur de l'art indépendamment des négligences de l'artiste.

Lorsque je soumis à M. SERRE l'analyse de l'observation que j'ai rapportée précédemment et qu'il m'autorisait à communiquer à une société de médecine (1), ce Professeur me permit encore de prendre note du fait suivant qu'il avait recueilli dans sa pratique particulière.

Un homme, âgé d'une quarantaine d'années, portait depuis longtemps une carie des surfaces osseuses qui entrent dans la composition de l'articulation métatarso-phalangienne du gros orteil. Les parties ambiantes étaient engorgées, mollasses et traversées par plusieurs fistules, dont l'orifice fongueux donnait issue à une sanie purulente. Les moyens locaux et généraux, usités en pareil cas, n'ayant produit aucun changement dans la marche du mal, et l'individu, quoique maigre et chétif, paraissant jouir, du reste, d'une bonne santé, le chirurgien pratique l'ablation des parties atteintes. La tête du premier métatarsien fut réséquée et le gros orteil emporté avec elle. Ensuite un lambeau fut taillé et maintenu dans une position convenable par quelques points de suture et des bandelettes de diachylon gommé. L'opération n'avait *rien* présenté d'extraordinaire, une seule ligature avait paru suffisante pour mettre fin à tout écoulement sanguin, et l'ensemble des conditions physiques et morales du sujet ne laissait rien à désirer.

Cinq heures s'étaient écoulées depuis le moment

---

(1) Voyez le compte-rendu des travaux de la Société de médecine de Toulouse, N° du 9 mai 1839, p. 97.

de l'opération, lorsque le chirurgien fut appelé en toute hâte auprès du malade qui venait de présenter une hémorrhagie très abondante. Immédiatement, l'appareil est enlevé et la plaie mise à nu. On cherche avec soin les sources de l'hémorrhagie, mais sans obtenir aucun résultat. Pendant l'examen, l'effusion sanguine s'arrête, ce que l'on attribue à un état de spasme où la crainte d'un grand danger avait plongé le malade. On refait le pansement et on exerce une légère compression sur les parties.

Dans la soirée, l'hémorrhagie reparaît et semble avoir une plus grande activité. On procède à une nouvelle inspection de la plaie, sans être plus heureux que précédemment; le sang semble s'écouler par exsudation de tous les points de la surface traumatique. Ce fut alors qu'une interrogation nouvelle et plus précise fit connaître certaines circonstances fort importantes et sur lesquelles on n'avait pas cru devoir appeler l'attention du médecin.

Le malade était depuis sa jeunesse exposé à des pertes sanguines. Des épistaxis fréquentes avaient été remplacées par un flux hémorrhoïdal, lequel avait à son tour presque entièrement cessé depuis l'apparition de la lésion organique du pied. Celle-ci, en effet, était devenue l'aboutissant de ces efforts hémorrhagiques qui survenaient parfois à la suite de quelque fatigue, de quelque excitation passagère et souvent sans cause appréciable. Dans le mois précédent, le malade avait été pris deux fois de semblables hémorrhagies. Du reste, ces pertes sanguines s'arrêtaient spontanément et n'avaient aucune influence fâcheuse sur la santé.

Ces données sur les antécédents du malade eurent immédiatement une utile application. L'hémorrhagie actuelle n'était autre chose qu'une réalisation de la disposition constitutionnelle du sujet, provoquée par l'irritation locale qui suit l'opération. En calmant la sensibilité trop exaltée de la partie, on pouvait espérer de voir cet épiphénomène se restreindre dans de justes limites. En effet, l'application, faite avec douceur et légèreté, de fomentations froides, émollientes et narcotiques suffirent pour empêcher le retour de l'accident. La guérison n'éprouva plus d'obstacles ; mais pour suppléer l'exutoire que l'opération avait supprimé, on ouvrit un cautère à la jambe, en même temps qu'on recommanda l'usage de tous les moyens propres à ramener un flux hémorrhoïdal plus abondant.

La constitution frêle et délicate du sujet fut sans doute un des motifs qui éloignèrent de l'esprit du chirurgien l'idée d'une hémorrhagie fluxionnaire. On est, en effet, trop généralement porté à croire que ces sortes d'accidents ne se manifestent que chez les individus pléthoriques et doués d'un tempérament sanguin, et l'on ne voit guère de causes prédisposantes à l'hémorrhagie, que dans celles qui concourent à augmenter la quantité et le volume du sang. M. LORDAT (1) a insisté justement sur la fausseté d'une pareille opinion, contre laquelle STAHL, HUXAM et BARTHEZ avaient déjà fourni des observations concluantes. Il est des aptitudes constitutionnelles tout-à-fait spécifiques qui produisent des pertes de sang et qui se lient aux organisations les plus tendres et les plus délicates. L'abondance du flux menstruel chez les femmes sèches et nerveuses vient à l'appui de ce sentiment.

Le chirurgien ne saurait donc recueillir des informations trop précises sur toutes les dispositions du sujet avant d'entreprendre une opération quelconque, même la plus légère et la plus courte dans son exécution. Il se souviendra que les hémorrhagies constitutionnelles ont une tendance toute particulière à se reproduire. Une première effusion dispose en effet à une seconde, ainsi que le prouvent les évacuations de sang accidentelles ou artificielles qui, répétées un certain nombre de fois, surtout à des intervalles à peu près semblables, amènent le besoin de nouvelles pertes, et paraissent provoquer des hémorrhagies chez des personnes qui, jusque-là, n'y avaient pas été sujettes. En outre, il est très commun de voir ces accidents s'assujettir à un type

_____

(1) *Loc. cit.*, pag. 177.

périodique , et dès-lors le chirurgien doit s'imposer la loi d'éloigner autant que possible le moment de l'opération , de celui qui correspond au retour de l'hémorrhagie (1). Il faut faire , dans tous ces cas , l'application des préceptes relatifs aux opérations pratiquées chez les personnes du sexe. On sait qu'il n'est pas sans danger de s'y soustraire. Le professeur SANSON opéra une dame d'un kyste de la vulve à un moment peu éloigné de l'époque menstruelle. Il ne s'écoula , pendant l'opération , qu'une quantité peu considérable de sang et en nappe. Tout alla bien pendant plusieurs jours ; mais à l'arrivée des règles , une hémorrhagie grave se déclara , et le chirurgien aperçut au fond de la plaie un jet de sang assez considérable, qu'il parvint cependant à arrêter par une compression méthodique (2). Aux faits qui précèdent, je pourrais ajouter celui que m'a offert un sujet , sur lequel j'ai pratiqué une résection articulaire ; mais je me dispense de le consigner ici, parce qu'il ressemble, en beaucoup de points, quant à l'hémorrhagie, à celui que

---

(1) Il n'est question ici que des hémorrhagies constitutionnelles et non des hémorrhagies accidentelles qui peuvent être soumises à une affection morbide périodique. Celles-ci, dont nous pourrions citer de nombreux exemples, sont heureusement combattues par l'administration du quinquina, qui est le spécifique de ces sortes d'affections, quelle que soit la forme sous laquelle elles nous apparaissent.

(2) VIDAL, de Cassis , ouvrage cité, t. Ier, pag. 609.

m'a communiqué le professeur SERRE, et parce qu'il trouvera mieux sa place dans un autre article.

— Je ferai connaître seulement encore l'observation suivante, qui montre sous un autre point de vue, la possibilité d'une méprise dangereuse dans l'appréciation de la nature des hémorrhagies traumatiques.

Le 5 janvier 1846, est entrée à l'hôpital St.-Éloi, salle Notre-Dame, nº 16, la nommée M. C..., âgée de 43 ans, née à Lauzac (Ardèche). — Cette femme, douée d'un tempérament nervoso-sanguin et d'une bonne constitution, porte au-dessous du mamelon gauche une tumeur dure, mobile, recouverte de téguments sains et qui est le siège de douleurs lancinantes presque continues. La tumeur a commencé à se développer sans cause connue, il y a deux ans environ. La malade est mère de quatre enfants et son dernier accouchement ne date que de 1843. Elle nourrissait encore son dernier enfant, lorsqu'elle s'aperçut de l'induration du sein. Les menstrues, suspendues pendant l'allaitement, furent remplacées après le sevrage par une leucorrhée abondante; elles ont reparu depuis quatre mois, avec la plus parfaite régularité, et huit jours se sont écoulés depuis la dernière époque menstruelle. Il n'existe aucune circonstance héréditaire relativement à la maladie actuelle; enfin, l'exercice des fonctions est en tout point régulier.

La malade désirant l'opération, et l'absence de toute contre-indication étant formellement reconnue, je procédai à l'extirpation de la tumeur le 9 janvier. Tous les tissus altérés furent enlevés ainsi que le tissu cellulaire ambiant, qui leur formait une espèce d'atmosphère. Cinq ligatures furent appliquées sur des vaisseaux artériels ouverts par l'instrument, et les bords de la plaie furent réunis par des points de suture entrecoupés et des bandelettes agglutinatives.

Pendant les quatre jours qui suivirent l'opération, la malade se trouva dans l'état le plus satisfaisant. La réaction était modérée et le sein très peu douloureux. Mais dès le 13 au soir, la malade accusa du malaise, de la sensibilité dans l'abdomen et une tension gravative du côté de la plaie. Le pouls était fréquent et dur. Une potion calmante et antispasmodique parut réprimer tous ces symptômes; mais dans le courant de la nuit, la plaie devint le siége d'une hémorrhagie assez considérable pour baigner tout l'appareil et les linges environnants. L'interne de la salle découvrit la plaie, et chercha, par des moyens locaux, par des applications astringentes et par la compression, à arrêter la perte sanguine.

Cependant, à la visite du lendemain, nous trouvâmes encore les traces d'une nouvelle effusion. Nous remarquâmes en même temps que le malaise avait diminué et que le pouls avait pris de l'ampleur et de la souplesse. Nous apprîmes aussi que le caractère des troubles généraux que venait de présenter la malade, étaient identiques à celui des dérangements multiples, par lesquels s'annonçait ordinairement le flux menstruel. Dès-lors , nous nous crûmes en droit de considérer l'hémorrhagie comme liée à un véritable molimen menstruel , dont l'apparition hâtive avait été provoquée par l'opération. Les douleurs dont l'hypogastre était le siége , témoignaient d'une tendance fluxionnaire vers ces points, tendance que l'irritation traumatique avait eu la puissance de révulser et de porter sur le sein malade.

En conséquence , renonçant à la compression et à tous les hémostatiques locaux, nous recouvrîmes la plaie de cataplasmes émollients et laudanisés , et par des lavements purgatifs , des sinapismes promenés sur les membres inférieurs et des fomentations chaudes et sèches sur les parties génitales , nous appelâmes le mouvement fluxionnaire vers les organes pelviens. Le 14 , le flux utérin fut en effet établi , et quoiqu'il fût moins considérable qu'à l'ordinaire, il continua , néanmoins , pendant trois jours. — La plaie reprit un bon aspect et la cicatrisation fut bientôt complète.

Il reste suffisamment établi par les observations et les considérations qui précèdent, que des apparences décevantes peuvent masquer la véritable nature des effusions sanguines, même dans les lésions traumatiques, et que chaque fait particulier exige une application de la méthode analytique la plus sévère. Une hémorrhagie dépendante de la solution de continuité d'un vaisseau artériel a pu simuler une hémorrhagie fluxionnaire, et le malade a failli payer de sa vie l'erreur du chirurgien. Une disposition hémorrhagique constitutionnelle a revêtu le caractère d'une hémorrhagie purement traumatique. Enfin, une fonction naturelle et dont le but est une perte de sang salutaire, a pu, dans l'intervalle de ses manifestations normales, se réveiller intempestivement sous l'excitation traumatique et faire naître des dangers imprévus. De pareils exemples montrent combien il est nécessaire que la réflexion du médecin s'exerce constamment sur les faits puisés à la fois dans l'expérience personnelle et dans l'histoire, et combien J.-L. PETIT avait raison, lorsqu'il réclamait, pour exceller dans le diagnostic, « cet esprit de combinaison et d'analogie, précis et juste, qui conduit au vrai et le fait distinguer de l'apparence, si souvent trompeuse (1). »

Il nous serait facile, en élargissant le cadre de cet article, de montrer encore la possibilité d'autres

---

(1) Chirurgie de J.-L. PETIT, tom. II, p. 389.

combinaisons de causes et d'effets morbides qui
impriment des formes insolites à la maladie qui
nous occupe. Nous pourrions légitimement appliquer aux hémorrhagies chirurgicales les considérations émises par M. LORDAT, sur les causes d'erreur
dans les hémorrhagies en général (1). Une fièvre
concomitante ou passagère , l'irritation locale
synergique ou symptomatique , certains états nerveux, des influences sympathiques , des conditions
anatomiques particulières, l'idiosyncrasie, des maladies antérieures ou intercurrentes, des agents exté-
rieurs, etc., peuvent concourir à imprimer à la
manifestation morbide une modalité dont elle se
revêt rarement aux yeux du chirurgien. Une étude
attentive de tous les phénomènes, dans leur développement, leur ordre de succession et leur dépendance réciproque, donne seule la clef de ces graves
difficultés, et le traitement est la déduction naturelle du diagnostic établi.

Il est un état morbide que les nosologistes ont
avec raison rapproché de l'hémorrhagie : c'est l'inflammation. Si l'on analyse, en effet, ce dernier
état, on y trouve un véritable effort hémorrhagique, avec résistance et réaction particulière ou
spécifique de l'organe où aboutit le mouvement

---

(1) *Loc. cit.*

fluxionnaire. Ce rapprochement permet de comprendre la succession mutuelle des inflammations et des hémorrhagies que l'on observe chez certains sujets, et la manière dont l'un de ces états morbides est quelquefois suppléé par l'autre. Dans l'existence de ces rapports, qu'il faut bien se garder d'exagérer, nous trouvons un motif de rappeler que les considérations émises dans ce Mémoire sur les circonstances qui peuvent masquer la nature des hémorrhagies traumatiques, peuvent en partie s'appliquer à l'inflammation elle-même.

Il n'est pas rare de voir traiter comme purement symptomatiques de quelque désordre local, des inflammations dont la cause prochaine est dans la disposition de tout le système. Une phlegmasie critique plus ou moins bornée peut être attribuée à une cause externe, à une compression douloureuse et contrariée dans son développement d'une manière inopportune. D'autres fois, au contraire, une inflammation exclusivement symptomatique est rapportée à une disposition générale ou locale et attaquée par des moyens irrationnels. Dans les amputations, par exemple, le pus qui séjourne au fond de la plaie et en distend les parois, peut jouer un rôle identique à celui qu'ont joué les caillots sanguins dans notre première observation.

Le 14 août dernier, j'ai pratiqué à l'hôpital St.-Eloi l'amputation de l'avant-bras sur le nommé

Decol, atteint d'une tumeur blanche de l'articulation radio-carpienne. Le 20, la réunion immédiate
des lèvres de la plaie était presque entièrement
achevée ; mais le moignon devint douloureux,
rouge, tendu, et il se manifesta en même temps de
la réaction générale. Tous ces accidents cessèrent
dès que nous eûmes favorisé l'évacuation d'un foyer
purulent, qui distendait les parties molles environ-
nantes, et la guérison n'éprouva plus aucun obstacle. — Je pourrais placer à côté de ce fait, qui
démontre l'utilité immédiate d'un diagnostic exact,
celui d'un amputé de la jambe, chez lequel le chirurgien méconnut la véritable nature du mal et
perdit un temps précieux à combattre, par des antiphlogistiques et des affaiblissants, une inflammation
consécutive à la distension des tissus par une
collection purulente, et qui amena la mortification
d'une portion des lèvres de la plaie. On évitera
l'erreur en se rappelant les nombreux caractères qui
différencient profondément les phénomènes précur-
seurs et concomitants de la suppuration, de la fièvre
ou des phénomènes de pure réaction qui sont dus à
l'irritation locale occasionnée par l'accumulation du
liquide purulent.

En terminant ce Mémoire, je rappelle la pensée
que j'ai exprimée dès le début, et qui pourrait
être reproduite comme une conclusion générale

15.

après chacune de nos études sur une partie quelconque de la médecine. Dans les faits morbides en
apparence les plus simples, les plus faciles à reconnaître, il importe de scruter avec sollicitude les
moindres détails, de sonder les profondeurs de l'organisme pour y saisir l'origine, la loi et le but de
tous les actes qu'il accomplit. Au-delà de la surface
des phénomènes sensibles, il est des modifications
intimes que la raison seule peut atteindre, qui ne
sont propres qu'à l'individu qui les subit, et qui
fournissent les premières et les plus importantes indications. Tous nos efforts doivent donc être dirigés
vers la recherche et la véritable interprétation de
ces éléments. Leur notion multiplie notre pouvoir
et fait naître la sécurité. Mais pour arriver à ce
précieux résultat, il faut au médecin le concours
de l'étude et de la pratique, il faut ce jugement
droit à l'aide duquel on résiste aux séductions
des hypothèses, et l'on écarte les préventions nées
d'un examen superficiel et qui viennent, comme un
prisme, altérer et décomposer les rayons de lumière
émanés de l'observation.

FIN DE LA PREMIÈRE PARTIE.

TABLE DES MATIÈRES.

Sommaire. — Dans les lésions traumatiques du système
osseux, on ne se préoccupe généralement que des effets
fâcheux de l'action musculaire. — Exemples et explications
de ces sortes d'effets. — Coup-d'œil sur les déplacements
consécutifs aux fractures et aux luxations. — Fracture
comminutive du col du fémur sans abolition de la fonction
du membre. — Résistance extraordinaire des muscles à la
distension. — Utilité des anesthésiques pour vaincre cette
résistance. — Fractures et luxations par l'action seule des
muscles. — Le terme *action musculaire* désigne plusieurs
fonctions des muscles. — Ton musculaire. — Fracture
non-consolidée par suite du défaut de ton musculaire. —
Conditions nécessaires à la consolidation des fractures. —
Utilité d'une pression mutuelle entre les fragments. —
Influence des bandages sur la non-consolidation. — Développement d'inflammations latentes sous les bandages. —
De l'opportunité de la réduction et de l'application des

appareils. — Traitement des non-consolidations dues au défaut de ton musculaire. — Application de notre théorie aux non-consolidations rapportées par les auteurs. — Influence de l'état général du système sur la production de ce fâcheux résultat. — Appréciation de la forme de la fracture au même point de vue ; rectification de l'opinion des auteurs sur ce sujet. — Exemple d'une fausse articulation de l'humérus devenue incurable ; raisons de cette incurabilité. — Nouvelle appréciation des appareils à extension continue. — Étude de l'action musculaire au point de vue des luxations. — Appréciation de l'influence protectrice, dans l'état normal, des muscles qui environnent les articulations. — Comparaison entre l'action de ces muscles et celle des ligaments et des capsules fibreuses. — Exemples démontrant que la diminution du ton musculaire, congénitale ou acquise, prédispose aux luxations et aux récidives de luxations. — Conséquences qui en découlent pour le traitement prophylactique et curatif de ces lésions. — Insuffisance des préceptes donnés par les auteurs classiques sur ce sujet. — Conclusions générales.

Sommaire. — Réflexions sur la thérapeutique chirurgicale des tumeurs considérées en général. — Relation de l'extirpation d'une tumeur volumineuse formée par un kyste de la région cervicale. — Appréciation de l'emploi des anesthésiques dans ces sortes d'opérations. — Relation de l'extirpation d'un kyste volumineux, développé dans l'épaisseur du scrotum. — Utilité de l'exécution préalable d'une ponction exploratrice.— De quelques causes d'erreur dans le diagnostic des tumeurs en général. — Exemples. —Kystes synoviaux tendineux, guéris par une opération. — Opinions des principaux chirurgiens sur le traitement de ces tumeurs. — Guérison d'un ganglion de l'avant-bras par l'incision et la suppuration. — Guérison d'un ganglion du pied et d'un ganglion de la cuisse par les mêmes moyens. — Observation d'un ganglion du pied traité par une méthode moins efficace et plus douloureuse. — Distinction entre les ganglions véritables et les poches herniaires des membranes synoviales. — Conséquences fâcheuses d'une erreur de diagnostic à ce sujet. —Conclusions.

TROISIÈME MÉMOIRE. — Des tumeurs stercorales et des divers états morbides qui s'y rapportent. 107

SOMMAIRE.— Réflexions sur les maladies du tube digestif en général. — Multiplicité de ces maladies et marche insidieuse de quelques-unes d'entr'elles. — *Desiderata* de la science sur ce sujet.—Observation de tumeurs stercorales, méconnues et traitées comme des lésions organiques ; influence heureuse d'un diagnostic exact et d'une thérapeutique rationnelle. — Deuxième observation, analogue à la précédente. — Théorie de ces états morbides. — Faits semblables empruntés à plusieurs auteurs. — Opérations inutiles et dangereuses, pratiquées dans ces maladies par suite d'une erreur de diagnostic. — Erreurs commises, même après l'inspection nécroscopique. — Etiologie multiple des tumeurs stercorales. — Exemples d'obstructions du tube digestif par cause organique. —Considérations sur les brides, les valvules, les boursouflements muqueux, développés dans l'intestin. — Causes dynamiques des obstructions stercorales. — Aspect variable des maladies qui s'y rapportent ; exemples. — Action de l'étranglement herniaire sur la sensibilité et la contractilité de l'instestin ; exemples. — Appréciation de l'insuffisance des sécrétions dans certains états morbides et dans la convalescence. — Le défaut de sécrétion peut accompagner l'inertie ou la surexcitation nerveuse. — Fâcheux effets de l'abus des purgatifs ; exemple. — Causes d'obstructions dans la nature des substances ingérées. — Symptomatologie des tumeurs stercorales. — Coïncidence d'une obstruction stercorale avec la diarrhée. — Analogies avec quelques cas d'étranglement herniaire. — Variété des phénomènes morbides qui dépendent de ces tumeurs. — Thérapeutique des tumeurs stercorales ; indications principales qu'elles fournissent. — Appréciation de l'action des différents purgatifs. — Exemple d'une tolérance remarquable du tube gastro-intestinal. — Importance des indications hygiéniques relatives aux professions , aux habitudes , etc. — Application de ces préceptes dans la convalescence.

Sommaire. — Maladie calculeuse très ancienne ; calculs multiples. — Ulcération de la prostate et du trigone vésical. — Fistule recto-vésicale. — Appréciation de la valeur des diverses méthodes opératoires dans le cas présent. — Taille recto-prostatique. — Extraction de dix-sept calculs pesant ensemble quarante-deux grammes. — Mort , au neuvième jour de l'opération. — Lésions profondes révélées par l'autopsie, et qu'aucun symptôme n'avait fait soupçonner avant l'opération. — Manifestations multiples de la diathèse lithique ; dépôts pierreux analogues dans le crâne, l'œil, un kyste et les voies urinaires.

Sᴏᴍᴍᴀɪʀᴇ. — Réflexions sur les difficultés et les conditions de l'art médical. — Coup-d'œil sur les hémorrhagies
en général ; divisions qu'il faut introduire dans leur étude.
— Causes d'erreurs dans le diagnostic de leur nature. —
Observation d'une hémorrhagie due à l'ouverture de vaisseaux artériels à la suite d'une amputation ; traitement
irrationnel ; danger que court le malade et conséquences
fâcheuses de la thérapeutique adoptée. — Réflexions sur
l'observation précédente. — Observation d'une hémorrhagie survenant après l'amputation du gros orteil. —
Erreur de diagnostic. — Circonstances qui révèlent la
nature constitutionnelle de cet accident. — Rapports entre
la constitution et les dispositions hemorrhagiques. — Tendance des hémorrhagies à un retour périodique. —
Observation d'une hémorrhagie survenue après l'amputation du sein et liée au molimen menstruel. — Comparaison entre les hémorrhagies et les inflammations. —
Causes d'erreur analogues dans le diagnostic de la nature
de ces dernières. — Exemples. — Conclusion générale.

www.ingramcontent.com/pod-product-compliance
Lightning Source LLC
Chambersburg PA
CBHW071638200326
41519CB00012BA/2346

* 9 7 8 2 0 1 9 5 4 7 7 9 0 *